JN092690

日本におけるメディカルツーリズムから医療国際化への進化

劉　　旭傑
孫根　志華

学文社

はしがき

　本書は，筆者が日本におけるメディカルツーリズムの誕生と発展を，実務者および研究者の視点から考察し，学問的に整理したものである。特に日本のメディカルツーリズムで提供する国際医療財の最大需要者である訪日中国人患者の利用実態の考察を通して，日本におけるメディカルツーリズムから医療国際化への進化の可能性を模索した。

　以上の視点と特徴を反映するための，各章の内容構成は下記のとおりである。

　序章では，本書の背景と目的を概説した後，目的にアプローチするための3つの仮説である，①「中国は日本のメディカルツーリズム推進の原動力である」，②「日中国際医療の推進にあたって，中国人患者と日本医療機関に直面する問題に共通点があり，これらを解決すれば，日本の国際医療はより一層の発展の可能性がある」，③「国際医療の推進は日本の医療を本格的な医療国際化に導く可能性がある」ことを提示した。

　第1章では，メディカルツーリズムの誕生と発展を振り返りながら，主要国が展開中のメディカルツーリズムの現状を考察した。特に国際医療先進国の米国，そしてメディカルツーリズムの推進に伴ったタイが「アジアメディカルハブ」を目指すメディカルツーリズム，シンガポールが世界の富裕層対象の国際医療，韓国が美容整形を中心にアジアの若者を対象としたメディカルツーリズム，そして，インドが展開中の高度な医療を格安な価格で実施というメディカルツーリズムなどの，アジア諸国の事例を概説し，メディカルツーリズムの発展状況を把握した。

　第2章では，メディカルツーリズムが提供する「国際医療財」の性格を，通常の医療で提供される医療財との違いとして，医療経済学の視点から解説した。「国際医療財」は，外国人患者が個人負担で海外の医療サービスを利用する意味で「私的財」と位置づけられるが，メディカルツーリズムを通じて，患者，患者の家族への新たな価値提供のほかに，国，医療機関，医療渡航支援企業に

も様々な価値創出が期待されるため，「国際医療財」は「価値財」としても高く評価されることを検証した。また，国内医療と国際医療を展開する際の医療制度の違いと特徴を明らかにしたうえで，国際医療は医療情報の非対称性が緩和される方向に向かうことを考察した。

　第3章では，バブル経済の崩壊に伴った景気低迷の長期化に対して，日本政府は観光産業を21世紀のリーディング産業と位置づけ，観光産業の振興による雇用創出，訪日外国人の観光消費による地域経済の活性化を目指した背景などを解説した。特に日本における観光立国政策の推進に伴ったインバウンド観光の発展，モノからコトへの観光スタイルの変化，および最大外国人観光客の供給源である中国からの観光客の動向などを概観し，日本における中国人観光客主導によるメディカルツーリズム展開の背景を明らかにした。

　第4章では，日本におけるメディカルツーリズムの発展の現状を考察したうえで高度な医療技術，低カントリーリスクなどの観光の魅力を有効に活用すれば，日本の国際医療はより一層の発展につながることを概説した。また，関係省庁の連携により展開される日本のメディカルツーリズムは，アジアその他の先行国に比べて後れを取っており，見切り発車感は否めない現実を医療現場で生じた様々な議論を通じて確認し，問題点を明らかにした。そして，治療目的の外国人患者の受け入れ病院の事例を紹介し，先進的な医療を目的に日本にやってくる外国人患者の受け入れの現場を考察した。

　第5章では，日本における観光立国の推進による，医療サービスの利用を目的とする中国人患者が増え続けている実態を考察した。近年の中国では海外の医療サービス利用者が増え続けており，その背景には，一部の富裕層をはじめ，健康や医療に対する国民意識の向上に伴った医療需要の増加のほかに，中国医療現場で見られる「看病難」（診療を受けるのが難しい）「看病貴」（診療を受けられても医療費が高い）という特殊要因もある。そして，中国で最も死亡率が高い病気であるがんの治療事例を通して，日本と中国との比較から，中国人患者が日本での治療を目指す背景を考察した。

　第6章では，中国人患者が日本での治療を受ける実態をより正確に理解する

ための，中国人患者に対するアンケート調査を実施した。そして，中国人患者
の日本での医療サービス利用の実態を明らかにすることを通して，①日中間に
おけるメディカルツーリズムの展開に潜在性があること，②訪日中国人メディ
カルツーリストの増加は日本におけるインバウンド観光の振興，地域経済の活
性化の促進力になることを検証し，本書の序章で言及した3つの仮説のうち，
「中国は日本のメディカルツーリズム推進の原動力である」ことに対する予備
的検証の結果を示した。

　第7章では，日本の国際医療現場に従事する医師，看護師，スタッフに対す
るアンケート調査を実施した。国際医療現場が存在する問題点，課題の解明を
通じた，日本におけるメディカルツーリズム展開の実態を明らかにし，特に医
療現場からの問題点の提起と，今後の日本における医療国際化の方向性を展望
した。そして，本書の3つの仮説のうち，「国際医療の推進は日本の医療を本
格的な医療国際化に導く可能性がある」ことに対する予備的検証を行った。

　第8章では，中国人患者と日本の医療現場従事者に対するアンケートを補強
する目的で，医師，患者，医療渡航支援企業関係者へのインタビュー調査を行
い，日中国際医療現場の課題と発展可能性を再確認した。

　第9章では，第6章，第7章，第8章のアンケート調査とインタビュー調査
の内容に基づき検証を行うと同時に，本書の冒頭で提示した3つの仮説に対し
て，これらの仮説の有効性を実証した。

　そして，終章では，本研究が日中間の国際医療の課題を確認すると同時に，
外国人観光客の誘致拡大を目的として発展してきた日本のインバウンド国際医
療は，今後本格的な医療国際化への進化を目指していくためには，アウトバウ
ンド国際医療の展開も不可欠であり，そのための課題を明らかにした。

　本書の執筆は，新型コロナウイルス感染症が世界規模で流行し始めたほぼ同
じ時期の2020年頃から始まった。感染予防のため，新型コロナウイルス流行
の初期において，世界各国では各レベルの人的移動に規制を余儀なくされ，国
境を越えて他国の医療サービスを受けるメディカルツーリズムの先行きはほぼ

予測不能な状態に陥っていた。しかし，本書を上梓する 2023 年 4 月現在では，世界ではアフターコロナ時代に入りつつあり，本格的なメディカルツーリズムの再開が期待されるようになっている。

　これは，当初アジア他の先発国に比べ大幅な遅れをとっていた日本のメディカルツーリズムが，新型コロナウイルス感染症の流行の一段落により，他の先発国と同じスタートラインに立つ可能性が生まれ，これまでの遅れた分を取り戻す良い機会になると考えられる。その意味から，本書は，新型コロナウイルス感染症の流行を機に，日本におけるインバウンド国際医療体制の再構築，そして，アフターコロナを見据えた新たな国際医療の模索を通じて，日本における医療国際化が進化していく良い機会になるという立場に立つ。

　そのため，本書は，今後における日本のメディカルツーリズムの一層の発展を祈念しつつ，日本の国際医療に従事する医師，看護師，スタッフおよび，医療渡航支援企業の関係者たちに捧げたい。最後に，本書の出版に並々ならぬご尽力いただいた学文社社長である田中千津子氏および同社のスタッフに心から御礼を申し上げたい。

　2023 年 4 月

著　　者

目　　次

序　章	メディカルツーリズムの研究をめぐって

1．本書の背景と目的

　メディカルツーリズムという言葉に関して，国際的に統一した定義はないが，一般的には，「国境を越えて他国で医療サービスを受けること」を指すと考えられている。そのために，メディカルツーリズムの中には，「健診＋観光」のように，医療と観光を組み合わせたものがあれば，がんや重度の心臓病を抱える患者がこれらの手術のためだけに他国へ行くといった観光的要素がまったく含まれない「難病・重病の治療」もメディカルツーリズムの一種に該当するということになる。

　多種多様なメディカルツーリズムを考察するために，本書では，メディカルツーリズム全体を「対象者の健康度（健康な状態か病気の状態か）」ならびに「提供するサービスの目的（健康増進目的か治療目的か）」という2つの尺度を用いて，

図表0−1　メディカルツーリズム分析の枠組み

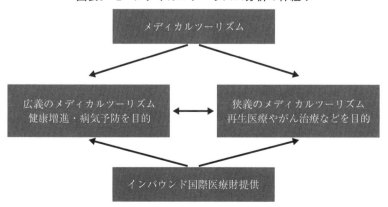

出所：筆者作成

美容や体質改善などの健常者に対して，健康増進や予防目的の要素が強いものを「広義のメディカルツーリズム」と呼び，その一方で，がん治療や臓器移植などの治療目的の要素が強いものを「狭義のメディカルツーリズム」と呼んで区分する。また，外国人患者を対象に提供する，健診や病気予防目的の医療サービスと，病気治療目的の医療サービスなどをまとめて「インバウンド国際医療（以下，国際医療）」と呼び，そして，その際に提供する医療財は「インバウンド国際医療財（以下，国際医療財）」と呼ぶ。

　近年，高度な医療技術を要するがん治療や臓器移植などの高度な治療をはじめ，整形手術や性転換手術などの，自国では対応不可能な治療，または求める結果が得られない医療，そして海外旅行のついでに渡航先で健康診断を受けるといった手軽に受けられるような国際医療を求めて，先進国や途上国の富裕層を中心に他国へ渡航するケースが増えつつある。渡航先のうち，医療技術が優れ，医療コストが妥当とされるタイや，シンガポール，インドなどのアジア諸国が多く選ばれており，また，美容整形外科手術や歯科医療などに力を入れる韓国なども各国の訪問者に売りこもうとしているなど，多くの国が自国の得意とする医療資源を活かしてメディカルツーリズムに参入してきている。

　一方，メディカルツーリズムは，外国人患者がその国に滞在することで発生する諸費用のほか，同伴する家族やその見舞客が訪問することもあるので，ホテルや観光地などへの経済波及効果が期待される。そのため，受け入れ国は外貨獲得や，医療機器の新規需要の創出，現地消費の拡大などを目指して，メディカルツーリズムの拡大による観光客の誘致に積極的である。

　このような医療技術やコスト，情報の格差の解消を目的としたメディカルツーリズムは，1990年代から注目されるようになった。当初は，一部の重病や難病を患った患者の治療目的の渡航がほとんどであったが，その後のグローバル化の進展により，人々が国境を越えての移動が活発化になるとともに，メディカルツーリズムの規模も次第に拡大するようになり，その市場規模は近年では1,000億ドル以上に達したとも言われている[1]。特に東南アジア諸国では，外貨獲得の手段として，医療観光に注力していたことから，急速に市場規模の拡

大をもたらしている。

　その背景には，特にアジア諸国における経済成長に伴った国民可処分所得の大幅な上昇があったことが注目される。世界規模のマスツーリズム時代の到来と言われるように，アジア諸国の国民の間に海外旅行がブームになり，なかでも，富裕層を中心に海外旅行のついでに医療先進国で健康診断や，美容，治療などのニーズの増加をもたらしている。これらのニーズに対して，受け入れ国の対応次第では，新たな観光資源の創出とともに，インバウンド観光の振興にもつながる効果が期待されることから，各国はより一層メディカルツーリズムの環境整備に注力するという好循環を作り出している。

　日本では，2009年の新成長戦略を機に本格的にメディカルツーリズムが展開されるようになった。厚生労働省では，メディカルツーリズムを国際医療の一環として捉え，医療の国際展開はアウトバウンドとインバウンドに分けて，下記のように説明している。

■アウトバウンド施策

　我が国は，世界最高水準の平均寿命を達成し維持していますが，その過程で厚生労働省は様々な役割を果たしてきました。これにより，国民皆保険制度，優れた公衆衛生対策，高度な医療技術等が構築されてきたところであり，近年は，これらの知識・経験を諸外国と共有し，ユニバーサル・ヘルス・カバレッジ（UHC）の普及をはじめとした医療・保健分野における国際貢献や相互利益に基づく医療制度，技術，人材，関連製品の国際展開の推進にも取り組んでいます。

■インバウンド施策

　政府全体として訪日外国人旅行者数を増加させる目標を掲げ，新たな外国人材の受け入れも開始される中，日本各地で訪日外国人旅行者や在留外国人が増加し，これに伴い医療機関を受診する外国人患者も増加しています。こうした外国人患者が安心して受診できるよう，医療機関・自治体等と協力し，医療現

場における外国人患者受入れ体制の整備に取り組んでいます[2]。

　このように，日本政府は，医療国際化をアウトバウンドとインバウンドの2つの側面からの展開を目指している。アウトバウンドは，日本の医療制度や優れた医療技術，経験などを諸外国と共有することが可能である。また，インバウンドは，積極的に外国人患者誘致に取り組むことを通じて，観光立国を推進すると理解される。

　本書は，日本の医療サービスを利用するために，日本に訪れる外国人患者を主要分析対象とするため，上述したように，日本国内で外国人患者を対象に提供する，健診や病気予防などの目的の医療サービスと，病気治療の目的の医療サービスとをまとめて「国際医療」と呼び，そして，その際に利用する医療財は「国際医療財」と呼ぶ。

　「新成長戦略」を機に始まった日本のメディカルツーリズムにおいて，治療目的的外国人患者を本格的に受け入れ始めたのは2011年からであった。医療ビザの発給件数をみると，同年の70件から2019年の1,653件に拡大し，特に2020年の新型コロナウイルスの世界規模の流行にもかかわらず，同年では622件の医療ビザが発給された。この事実から，日本の高度な医療技術・サービスを利用することに対して，外国人患者の間では根強い支持があると理解される。

　なかでも医療ビザ発給対象者を見ると，中国人患者が全体の8割以上を占めていたことが注目される。このような多数の中国人患者が日本の医療サービスを利用する背景には，中国国内に「看病難」（診療を受けるのが難しい），「看病貴」（診療を受けられても医療費が高い）という特殊要因の存在が関係する。つまり，医療水準の高い病院は大都市に偏在するがゆえに生じた都市部と農村部の医療格差の問題，また，大病院に患者が集中するため，長い受付や受診の待ち時間に，高額な治療費も加えられることにより，特に重病・難病患者の現行の診療体制に対する不満が容易に想像される。

　これらの不満に対して，一部の富裕層を中心に日本への観光旅行のついでに，健診や病気予防などの医療サービスの利用を機に，充実した日本の医療サービ

スに好印象を持ち始め，やがて医療技術や医療機関スタッフの対応に安心感のある日本で治療を受けてみたいという，日本と中国における治療目的の国際医療の始まりとなった。

　通常，医療サービスは自国患者向けに提供することが前提であると考えられている。そこから構築される医療体制や，医療財の扱い方，医療保険，患者と医師の間に存在する情報の非対称性への対応などは，すべて国内患者向けに設計されている。一方，メディカルツーリズムが展開される国際医療は，外国人患者が医療水準の高い国へ行き，健診や検診，治療を受けることである。しかも外国人患者は治療先の国の医療保険制度を利用せずに，完全に自己負担で医療サービスを利用することでもある。これは，受け入れ側にとって，従来の国内患者向けに設計されていた医療制度，およびその枠組みは外国人患者に当てはまらなくなり，本格的な国際医療を展開していくためには，新たなシステムの構築を含めた対応が求められるようになる。

　本書は，上記の背景をもとに，先ず医療経済学の視点から「国際医療財」の位置づけを明確にした後，日本で推進中の国際医療の問題と課題を考察する。次に増加し続ける訪日中国人患者に対して，中国国内医療事情への考察を通じて，中国人患者が日本の医療サービス利用増の現状と背景を明らかにする。そして，拡大し続ける日中国際医療交流の現状を踏まえて，メディカルツーリズムの推進を機に拡大し続けている日本の国際医療は，やがて本格的な医療国際化への進化を導く可能性があることを検証する。

2. 本書の3つの仮説

　上記の検証をより効果的に行うために，本書では，以下3つの仮説を立てて検証を進めていく。

仮説1：中国は日本のメディカルツーリズム推進の原動力である。

　日本における観光立国の推進は，中国人観光客によるところが大きい。これは，新型コロナウイルスが世界規模流行の前の年（2019年）の訪日外国人が史

上最多の3,188万人のうち，中国人観光客が959万人を占め，訪日外国人観光客3人のうち，1人が中国人観光客であるという事実から確認される。

　一方，訪日中国人観光客の中，日本での観光旅行のついでに健康診断などの医療サービスを受けた人も増えつつある。これらの日本の医療サービスを受けた中国人観光客は，日本の医療技術や医療サービスの実体験を通して，日本の医療サービスに安心感や好感を持てるようになり，その後の日本での本格的な治療や手術を受ける層になったのではないかと推測される。なかでも2011年以降，日本における医療ビザ発行件数のうち，8割以上を中国人患者が占めていた事実から，その実態を窺い知ることができる。加えて，既述のように，中国国内が抱えている「看病難」「看病貴」という課題は，当面すぐに解決できるものではないと考えられるため，今後も一定数の中国人患者が日本の高度な医療技術の利用を目指して，日本に訪れるだろう。

　これはつまり，今後も中国人患者が継続的に日本を訪れ，治療を受ける層として，日本の国際医療の発展を推進する原動力になっているのではないかという仮説である。

　仮説2：日中国際医療の推進にあたって，中国人患者と日本の医療機関に直面する問題に共通点があり，これらを解決すれば，日本の国際医療はより一層の発展の可能性がある。

　医療現場では，医師と患者との間に存在する医療情報の非対称は長年の課題である。しかし，患者が海外の医療サービスを受ける際，この医療情報の非対称性は緩和される可能性がある。なぜなら，医師と外国人患者の間に医療渡航支援企業という橋渡しの役割を果たすコーディネーターが存在しているからである。ただし，これは情報の非対称性を完全に解消したことを意味するわけではなく，時には患者が海外の医療機関で治療を受けるがゆえに言葉の障壁から生じる情報の非対称性はより目立ってくる可能性もある。特に患者が海外の医療機関で医療サービスを受けるにあたって，患者自身は言うまでもないが，医療機関のスタッフにとっても，言葉のバリアというコミュニケーションの問題

点がある。文化や国民性の違いにより，術前，術後の対応などにも様々な相違があり，患者も医療現場のスタッフもその対応に慣れるまで大きなエネルギーを要するだけでなく，時には様々なトラブルもつきものである。

　一方の日本と中国は隣国であり，同じ漢字文化圏に属すると言われながらも，生活習慣や食文化，治療の文化や習慣などに様々な相違が存在する。また，来日前から各種ルートを通じて入手した治療に関する情報は，実際来日後，一部変更が生じる可能性があると考えられる。そのため，日本の医療機関での治療，術後のリハビリ，退院後の療養などに対して，中国人患者および，現場医療スタッフの双方が戸惑いを感じながら，応対しなければならないし，言葉の壁が存在するゆえに中国人患者と日本の医療機関の間に互いに大きなエネルギーが求められると考えられる。

　しかしながら，日本の医療機関および国際医療に関わる全ての関係者が，今後の国際医療の推進に伴った各種経験の蓄積と異文化コミュニケーション能力の向上を通じて，やがてこれらの課題を解決する方向に向かい，日本の国際医療に大きな発展をもたらすことが期待できるのではないかという仮説である。

**仮説3：国際医療の推進は，日本の医療を本格的な医療国際化に導く可能性
　　　　がある。**

　日本における国際医療の展開は，インバウンド観光客の誘致を目的とするメディカルツーリズムの推進から始まった。しかし，政府も地方自治体も当初から有する医療資源の有効活用を計画したうえで万全な体制で外国人患者の受け入れを始めたわけでなく，むしろ見切り発車的な印象が強かったと見受けられる。そのため，受け入れ側の医療現場では様々な混乱が生じる結果となり，先進的な医療設備を有する一部の病院や，外国人患者治療実績のある病院，また著名な医師が在籍する病院などに外国人患者が集中する現象を招く。これらの医療機関では，一般患者に対応しながらも，外国人患者にも対応しなければならないという，強い負担が強いられる状態が続いたため，一部では，外国人患者の受け入れに消極的な意見も出始めた。

8

　他方，自由診療が前提の国際医療は，一般医療より数倍もの高い医療費の徴収が可能である。これは，医療機関における増収増益のメリットのほかに，重病・難病などの外国人患者への治療は，医師の治療技術の向上，経験の蓄積などに有益であると考えられる。そして，増収増益になった病院側が新規設備投資を通してより多くの患者の受け入れの可能性や，医師側が外国人患者への治療を通じて蓄積された様々な経験や知見などを一般患者の治療に還元できることも考えられる。すなわち，国際医療の推進，特に日本の高度な治療を受ける目的の外国人患者の受け入れ増は，病院側の増収増益と医師側の治療技術の向上を通して，日本の国内医療サービスの向上にも貢献する効果が期待される。

　その意味から，外国人患者を受け入れ可能な医療機関は各種医療資源を有効に活用し，多くの外国人患者の受け入れを通じて，国際医療の発展を促進しながら，従来の国民向けの医療体制も充実させるという，メディカルツーリズムを機に発展しだした日本の国際医療は，やがて本格的な医療国際化に導く可能性があるのではないかという仮説である。

　以上のように，本書は，日中国際医療現場の実践的視点から，日本における国際医療の推進に対する検証を通じて，日本の医療国際化の可能性を実証していく。

3. 本書の視点と特徴

　上記の検証をより効果的に行っていくために，本書は，歴史的視点，学術的視点，実証的視点という，3つの視点を組み合わせながら進めていく。

　歴史的視点に関しては，メディカルツーリズムは，一部の富裕層が医療先進国にわたって，高度な治療を受けることから起源する。当初，患者は自国で治療できなかった病気に海外の医療サービスを利用するなど制限が多かったため，受け入れ側も，外国人患者に提供できる高度な医療サービスに様々な制限が生まれ，その結果，国際医療を産業として発展させることもできなかった。しかし，近年のアジア諸国の観光振興を目的に展開されるメディカルツーリズムは，いわゆる観光立国政策のもと，自国が得意とする医療分野を観光資源に代えて，

新たな形の観光として発展させるようになったため，メディカルツーリズムも
産業としてその発展の可能性が生まれてきたのである。本書では，このような
メディカルツーリズムの歴史的発展に着目しつつ，その発展の背景，現状，問
題点，今後の可能性などを論じていく。

　学術的視点に関しては，メディカルツーリズムに関して，上述のように，明
確な定義が確立されないまま，各国で展開され，市場規模を拡大させている。
このような各国におけるメディカルツーリズムに関する先行研究も，事実の紹
介や問題点の指摘などの現象面にとどまり，学術面における検証が十分になさ
れていないものが多かった。その意味で，今後のメディカルツーリズムの発展
に学術的な視点が必要になるのではないかと筆者は考える。そのために，本書
では，メディカルツーリズムは外国人患者に「国際医療財」を提供するという
現実を重視し，従来の国内患者に提供する医療財と外国人患者に提供する「国
際医療財」との違い，それぞれの特徴を明らかにするための，医療制度や，医
療コスト，医療情報の非対称性，さらに国際医療による新たな価値創出と提供
などを考察していく。

　実証的視点に関しては，各種統計データや先行研究などを活かして実証研究
を行うことが社会科学分野の研究の原点である。本書は，各種統計データや先
行研究で得られた知見を活かしながらも，特に日本と中国における国際医療現
場の視点を重視し，中国人患者，日本の医療従事者を対象にアンケートを実施
するほか，国際医療現場をより正確に捉えるための，医師，患者，医療渡航支
援企業などのステークホルダーに対するインタビュー調査を行い，アンケート
とインタビューの双方から，日中国際医療現場の実態をより正確に反映させて
いく。

　昨今，メディカルツーリズムに関する実証研究の成果が多く発表されている
が，本書では，これらの研究成果を踏まえながら，日中医療現場での長い実務
経験を通して養われた筆者の実践的な視点に，医療経済学という分析枠組みに
基づく検証の視点も加えることによる，より客観的に日本におけるメディカル
ツーリズム発展に関する研究成果の導出という研究手法は，本書の独創的なも

のとも言えよう。

注
1)　訪日ラボ『中国企業タイが「メディカルツーリズム」で世界100兆円規模に挑む―ウィズコロナ時代の突破口となるか』を参照
2)　厚生労働省「医療の国際展開」https://www.mhlw.go.jp/stf/seisakunitsuite/bunya/kenkou_iryou/iryou/kokusai/index.htmlを参照（2022年10月15日閲覧）

第1章　メディカルツーリズムの誕生と発展

　近年，アジア諸国が相次いでメディカルツーリズム市場に参入し，市場規模の持続的な拡大に貢献している。このようなメディカルツーリズムブームの背景には，アジア諸国の持続的な経済成長に伴った国民の健康に対する意識の向上および，各種成人病に対する治療ニーズの高まりがある。また，メディカルツーリズムは外国人患者が渡航先で医療サービスを受けることにより，現地で発生した医療費や滞在費などの支出のほかに，患者に同伴する家族や見舞客の消費効果も加算されれば，その経済的波及効果がより大きくなり，これもアジア諸国がメディカルツーリズム市場に参入してくる理由になると言える。

　一方，2020年以降の新型コロナウイルスの世界規模の流行により，世界のメディカルツーリズムに期待される経済効果がなくなっただけでなく，市場規模の予測さえ立てられなくなる状態に陥った。もちろん，新型コロナウイルス感染症によって外国人患者に最高の医療サービスを提供するメディカルツーリズムの優位性が完全に消失したわけではなく，むしろ新型コロナウイルス感染症の流行を契機とした新しい医療技術と医療資源の開発により，アフターコロナ時代への対応が各国に求められる良いチャンスと捉えられる。本章は，このようなメディカルツーリズムの誕生と発展を振り返りながら，主要国が展開中のメディカルツーリズムを考察する。

第1節　メディカルツーリズムの誕生と発展要因

　メディカルツーリズムは欧米の先進国から始まった。発展の初期から，高い医療サービスが利用可能ということで，世界の富裕層を中心に医療先進国に渡る治療目的のメディカルツーリズム参加者が多かった。やがてメディカルツー

リズムから大きな経済的利益が生まれる可能性があるということから，これまでメディカルツーリズムを展開してこなかった発展途上国まで同市場に参入し，メディカルツーリズムはすべての大陸をカバーするほどの勢いを見せていた。

　本書の冒頭で定義してきたように，広義のメディカルツーリズムでは，海外観光旅行のついでに，健康診断や健康増進などの医療サービスを受け，心身ともにリフレッシュできる効果があるため，観光目的の渡航者は，このような医療サービスの利用に極めて前向きである。一方の狭義のメディカルツーリズムである治療目的の外国人患者は，母国では受けられない医療サービスが，海外の医療機関において高度な医療技術を安心して受診できることに加えて，治療待機時間が短いというメリットもあるため，一部の富裕層を中心に積極的にメディカルツーリズムに参加してくるようになった。これらを通じて，メディカルツーリズムの市場規模および，医療の質を次第に拡大・向上させていく効果が生まれた。

　また，このような動きに合わせて，医療の質と患者の安全という視点から，国際的審査機関である JCI（Joint Commission International）が 1994 年に発足した。同機関は，外国人患者に海外医療機関選びの参考情報を提供することを通して，患者がより安心してメディカルツーリズムに参加し，海外の各種医療サービスを利用することに役立てている。

　今日，メディカルツーリズムを展開する国々において，より多くの外国人患者を誘致するために，各国が自国に強みを持つ医療資源を活かして，多種多様な医療サービスを提供している。治療の目的別から見ると，高度治療を目的とするがん・心臓手術，臓器移植，再生医療などがあるほか，医療設備目的の MRI（磁気共鳴画像化装置）と CT（コンピュータ断層撮影装置）利用の治療などがある。そのほかには，美容整形手術，視力矯正，性別適合手術などがある。そして，観光要素が最も多く含まれるメディカルツーリズムには，リハビリテーション，代替医療（温泉治癒療養，転地療法，人間ドック，健康指導，漢方療法，ファスティング（断食療法），マッサージ，アロマテラピーなどがある（図表 1−1）。

　また，このような先進国と発展途上国が相互に交差して様々なメディカルツー

図表1-1　メディカルツーリズム目的別の医療事例

高度医療目的	がん・心臓手術　臓器移植　再生医療　など
医療設備目的	MRI（磁気共鳴画像化装置）とCT（コンピュータ断層撮影装置）利用の治療　など
美容，そのほかの目的	美容整形手術　視力矯正　性別適合手術　など
ウェルネス・レジャー目的	リハビリテーション　代替医療（温泉治癒療養　転地療法　人間ドック　健康指導　漢方療法　ファスティング（断食療法）　アーユルヴェーダ　マッサージ　アロマテラピー　など)

出所：筆者作成

図表1-2　世界の医療観光市場規模予測（2019-2027年）

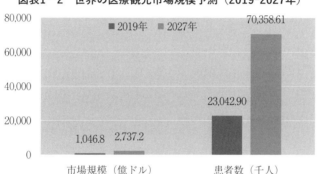

出所：Report Ocean より

リズムを開発し，発展させ，異なる地域，人種に様々な医療サービスを提供することを通して，メディカルツーリズムの市場規模が急速に拡大する効果をもたらしている。

　Report Ocean の市場規模予測によると，世界の医療観光市場規模は2019年の1,046.8億ドルから，2027年の2,737.2億ドルに拡大し，同期間の年平均成長率は12.8％に達するとともに，メディカルツーリズムの利用人数は，同期間の23,042.90千人から70,358.61千人に拡大し，年平均成長率は15.0％を記録するとの予測が発表された（図表1-2）。

　このような市場規模と患者数がともに年平均10％以上の成長という予測から，広義のメディカルツーリズムおよび，狭義のメディカルツーリズムは，今後と

もに持続的な成長の可能性を秘めていると言える。

　とりわけ，広義のメディカルツーリズムに関して，そのマーケットの大きさ
が注目される。すなわち，狭義のメディカルツーリズムでは，治療が必要な患
者を対象としているのに対して，広義のメディカルツーリズムは健常者あるい
は健康増進や予防に関心のある者が対象となるため，自ずとその市場も大きな
ものとなる。特に今後世界的に高齢化が急速に進むことが予想されている中で
も，中国・シンガポール・インドドネシアなどのアジア諸国において高齢化の
傾向が著しい。人口の高齢化が進めば，当然のことながら，慢性疾患や生活習
慣病をはじめ，健康に問題を抱える人々が増えることが予想される。

　例えば，国際糖尿病連合が発表した世界の糖尿病患者数（図表1−3）によると，
2019年時点における世界の糖尿病人口が4億6,300万人であるのに対して，
2030年には5億7,800万人，2045年には7億人まで増加することが予想されて
いる。そして，今後特に日本の周辺の中国やモンゴル，東南アジアの国々，お
よび西太平洋地域では，人口の高齢化に加え，著しい経済成長による生活スタ
イルの変化に伴い，糖尿病患者が増加すると考えられており，2019年時点で
は1億6,300万人程度であった糖尿病患者数が2045年には2億1,200万人程度
まで増加すると予想されている。なお，これらの数字はあくまでも糖尿病患者
の数を示したものであり，その予備群も含めればその数はさらに膨大なものに

図表1−3　世界の糖尿病患者数の推移

（単位：百万人）

	2019年	2030年	2045年	2019年→2045年 増減率（％）
南東アジア	88	115	153	74
西太平洋	163	197	212	31
北アメリカ・カリブ海	48	56	63	33
南・中央アメリカ	55	76	108	55
欧州	59	66	68	15
アフリカ	19	29	47	143
世界	463	578	700	51

出所：国際糖尿病連合（International Diabetes Federation：IDF）2019より

なると考えられる。すなわち，これから日本周辺のアジア地域では，健康に問題を抱える人々が増えるということであり，換言すれば，これらの地域では健康増進や予防に対するニーズが急速に拡大するということもできる。

　また，こうした世界的な健康増進・予防ニーズの拡大に加えて，その対応に可能性をもたらす各国の中流階級も増え続けている。図表1－4は世界の中流階級の将来推計を示したものである。ここからも分かるように，今後特にアジア・パシフィック地域やサブサハラアフリカ地域，中東・北アフリカ地域など経済成長の著しい発展途上国が多く含まれる地域では，中流階級層が急増することが予想されている。その中でも特に中流階層が急増すると予想されているのがアジア・パシフィック地域であり，2015年時点では13億8,000万人であった数が，2030年には34億9,200万人まで増加するとされている。そして，こうした中流階層の増加は，海外旅行ニーズの拡大につながり，前述した健康増進・予防ニーズの拡大傾向に合わせて考えると，メディカルツーリズムに対

図表1－4　世界の中流階層の推移

（人数：百万人，消費額：億ドル）

	2015				2020				2025				2030			
	人数		消費額		人数		消費額		人数		消費額		人数		消費額	
	人数	割合	消費額	割合	人数	割合	消費額	割合	人数	割合	消費額	割合	人数	割合	消費額	割合
サブサハラアフリカ (Sub-Sahara Africa)	114	4	915	3	132	4	1,042	2	166	4	1,295	2	212	4	1,661	3
北アメリカ (North America)	335	11	6,174	18	344	9	6,381	15	350	7	6,558	13	354	7	6,681	10
中東・北アフリカ (Middle East and North Africa)	192	6	1,541	4	228	6	1,933	5	258	6	2,306	4	285	5	2,679	4
ヨーロッパ (Europe)	724	24	10,920	31	736	20	11,613	27	738	16	12,159	23	733	14	12,573	20
中央・南アメリカ (Central and North America)	285	9	2,931	8	303	8	3,137	8	321	7	3,397	7	335	6	3,630	6
アジア・パシフィック (Asia Pacific)	1,380	46	12,332	36	2,023	54	18,174	43	2,784	60	26,519	51	3,492	64	36,631	57
世界 (World)	3,030	100	34,813	100	3,766	101	42,280	100	4,617	100	52,234	100	5,411	100	63,855	100

出所：Homi Kharas（2017）より

するニーズは今後急速に高まると考えられる。こうした背景から，現在，各国でメディカルツーリズムに対する開発やプロモーションが盛んに行われるようになってきているのである。

第2節　世界のメディカルツーリズムの発展現状

　今日，世界でメディカルツーリズムが盛んな国はアジア諸国が多数を占めている。なかでもタイ，インド，インドネシア，シンガポールなどは，国をあげてメディカルツーリズム産業の発展に注力し，成果も目立っている。一方の香港や台湾もメディカルツーリズムの推進に積極的であるが，東南アジア諸国に比べ，コスト優位性がないため，先発の東南アジア諸国に後れを取っている。ちなみにインド，タイ，マレーシア，インドネシア，シンガポールの5か国では，早くも2007年頃から市場規模が34億米ドルに達し，約290万人が訪れたという[1]。

　他方，メディカルツーリズムが新興産業として台頭して以来，中国は一躍主要輸出国になっていることは特に注目される。中国経済の持続的な成長に伴った国民の生活水準や生活環境の改善は，国民の健康意識を大きく向上させる効果となって現れている。特に2000年代以降の海外旅行の自由化により，多くの中国人観光客が東南アジア諸国に訪れ，観光のついでに訪問先で健康診断や健康増進などの医療サービスを利用するようになった。心身ともにリフレッシュできるという効果から，ますます多くの中国人観光客がメディカルツーリズムに参加してくるようになり，次第に中国は世界でも主要なメディカルツーリズムの輸出国に成長していった。

　新型コロナウイルスが世界規模で流行する前まで，9割以上の中国人観光客が，米国，欧州，日本，韓国などへ旅行時，現地で何かしらの医療サービスを利用していたという。また，2016年には60万人以上の中国人がメディカルツーリズムに参加し，そのうち，約40%の人は腫瘍治療が目的であった。さらに翌年の2017年には，5万人以上の人がHPVワクチン接種のため，香港を訪れたという[2]。

　このような大量の中国人観光客が海外の医療サービスを利用することをきっかけに，世界のメディカルツーリズム市場には二極化の現象も現れつつある。つまり，健康診断などの気軽に受けられる広義のメディカルツーリズムの価格上昇をもたらすと同時に，受け入れ国では，市場拡大目的の囲い込み競争を激化させ，新規設備投資の拡大によるサービスや質の低下をもたらしたことである。この事実からも，世界のメディカルツーリズム市場では，主要輸出国である中国の観光客の動向が，世界のメディカルツーリズム市場に大きな影響を及ぼしていることが分かる。

　一方，メディカルツーリズムは，手軽に受けられる健康診断から重病・難病の治療までカバーする新しいタイプの医療資源であり，国によって，その技術，価格，サービスの質が異なるため，メディカルツーリズム参加者は自分のニーズに合った医療サービスの利用を目指して，より優れた医療技術および適正な価格を提供する国への訪問が可能である。

　この特徴は，世界のメディカルツーリズムの市場シェアにも反映される。現在展開中のメディカルツーリズムの市場シェア別を見ると，北米は世界最大の市場として35.12％の市場シェアを占めており，その次はアジア32.87％，EU25.87％の順である[3]。この市場シェアの分布から分かるように，メディカルツーリズム後発のアジアは，短期間で先発の北米に近づいており，今後におけるアジア市場発展の潜在性を窺い知ることができる。

　メディカルツーリズムは，一般に気候や観光条件に恵まれ，優れた医療資源を持つ国々が主導する傾向がある。その中でも，北米や西欧などの先進国では，高度な医療技術や医療設備（がんや循環器，神経脳疾患などの重症疾患の治療に優れている）などにより，狭義のメディカルツーリズムである重症患者の治療を専門とするグループを形成している。一方の発展途上国（東南アジアなど）では，広義のメディカルツーリズムである健康診断や，健康増進などに力を入れるグループを結成するという特徴がみられる。このような各国・地域の強みを活かしたメディカルツーリズムおよびその訪問者数は，図表1-5のように示される。

　同図の訪問者数の多い地域・国から見ると，欧州では，主として，ハンガリ

18

図表1−5　世界主要国メディカルツーリズムの特徴と訪問者数

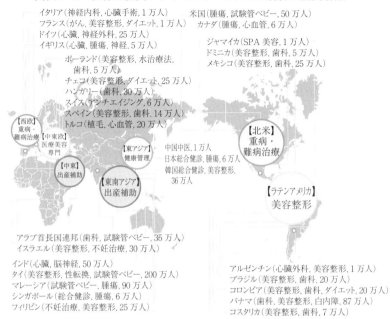

イタリア（神経内科，心臓手術，1万人）
フランス（がん，美容整形，ダイエット，1万人）
ドイツ（心臓，神経外科，25万人）
イギリス（心臓，腫瘍，神経，5万人）
ポーランド（美容整形，水治療法，歯科，5万人）
チェコ（美容整形，ダイエット，25万人）
ハンガリー（歯科，30万人）
スイス（アンチエイジング，6万人）
スペイン（美容整形，歯科，14万人）
トルコ（植毛，心血管，20万人）

米国（腫瘍，試験管ベビー，50万人）
カナダ（腫瘍，心血管，6万人）

ジャマイカ（SPA 美容，1万人）
ドミニカ（美容整形，歯科，5万人）
メキシコ（美容整形，歯科，25万人）

【西欧】重病・難病治療
【中東欧】医療美容専門
【中東】出産補助
【東アジア】健康管理
【東南アジア】出産補助
【北米】重病・難病治療
【ラテンアメリカ】美容整形

中国中医，1万人
日本総合健診，腫瘍，6万人
韓国総合健診，美容整形，36万人

アラブ首長国連邦（歯科，試験管ベビー，35万人）
イスラエル（美容整形，不妊治療，30万人）
インド（心臓，脳神経，50万人）
タイ（美容整形，性転換，試験管ベビー，200万人）
マレーシア（試験管ベビー，腫瘍，90万人）
シンガポール（総合健診，6万人）
フィリピン（不妊治療，美容整形，25万人）

アルゼンチン（心臓外科，美容整形，1万人）
ブラジル（美容整形，歯科，20万人）
コロンビア（美容整形，歯科，ダイエット，20万人）
パナマ（歯科，美容整形，白内障，87万人）
コスタリカ（美容整形，歯科，7万人）

出所：「2023-2029年中国海外医疗中介服务行业市场前瞻与投资战略规划分析报告」より

は歯科など年間30万人，ドイツは心臓，神経外科など年間25万人，チェコは整形，ダイエットなど年間25万人の訪問者を受けている。また，北米では，主として，米国は腫瘍，人工授精など年間50万人，メキシコは整形美容，歯科など年間25万人の訪問者を受けている。ラテンアメリカでは，主としてパナマでは，整形，白内障など年間87万人，ブラジルは美容，歯科など年間20万人，コロンビアでは，整形，歯科，ダイエットなど年間20万人を受けている。そして，アジアでは，主として，タイは整形，性転換，人工授精など年間200万人，マレーシアは人工授精，腫瘍など年間90万人，インドは心臓，脳神経など年間50万人，韓国は健診，整形など年間36万人，フィリピンは代理出産，整形など年間25万人の訪問者をそれぞれ受けている。

　一方，メディカルツーリズム参加者に人気の利用科目は，美容整形，歯科治療，心臓手術，整形外科，ダイエット，腫瘍治療，総合健診の順になっており

図表1－6　世界メディカルツーリズム人気治療種目ベスト8

美容整形	Cosmetic Treatment
歯科治療	Dental Treatment
心臓手術	Fertility Treatment
整形外科	Orthopedic Treatment
ダイエット	Weight Loss
腫瘍治療	Cancer Treatment
総合健診	Medical examination

出所：図表1－5に同じ

（図表1－6），「美容整形」，「病気治療」，「健康診断」という3大メディカルツーリズムは，今後も世界のメディカルツーリズム市場の発展を支えていくための主要目的になるだろう。

　他方，世界メディカルツーリズム市場が持続的な成長を達成し続ける中，従来の先進国主導の市場動向から，徐々に発展途上国へシフトしていく流れに変化してきている。図表1－7で示されるように，近年，世界のメディカルツーリズムの目的地ベスト10では，タイ，イスラエル，シンガポール，インド，ドイツ，韓国，イタリア，マレーシア，トルコ，米国の順に変化し，上位10か国にアジアは5か国を占めるようになってきている。

図表1－7　世界メディカルツーリズム
目的地ベスト10

タイ	Thailand
イスラエル	Israel
シンガポール	Singapore
インド	India
ドイツ	Germany
韓国	South Korea
イタリア	Italy
マレーシア	Malaysia
トルコ	Turkey
米国	USA

出所：図表1－5に同じ

このようなメディカルツーリズム利用者の目的地の変化から，アジア市場が主導的な役割を果たし，世界のメディカルツーリズム市場の発展を支えていることがわかる。これはつまり，近年のアジア諸国におけるメディカルツーリズムの発展によって，今後，北米と欧州のシェアが徐々に低下し，代わりにアジアのシェア上昇をもたらすとともに，世界のメディカルツーリズムの主戦場は，次第に先進国から発展途上国へシフトしていくことが予想される。

第3節　主要国におけるメディカルツーリズムの発展現状

メディカルツーリズムは，これまで高度な医療施設で訓練を受けた資格のある専門家がいる医療先進国が，外国人患者向けに医療サービスを提供してきた。そのうち，最高の医療水準を誇る米国はその代表格と言える。しかし，近年では，発展途上国は自国の医療資源を活かして，外国人患者を魅了する優れたメディカルツーリズムが相次いで開発されたことにより，先進国主導の世界メディカルツーリズム市場では次第に変化が表れつつある。

なかでも，アジア諸国では2000年代以降，シンガポール・タイ・インド・韓国などにおいて，国策として積極的なメディカルツーリズムの推進により，外国人患者の獲得に著しい成長を見せている。これらの国の特徴は，自国が有する医療資源を観光資源に代えて，高い医療サービス質と低いコストを武器に外国人患者に提供し，人気を獲得していることにある。以下では，メディカルツーリズムの先発国である米国および，近年メディカルツーリズムの発展に注力するアジア諸国の事例を概観する。

1.「高度な治療を求めて」米国へ

米国は世界最高水準の医療技術を有している。この高い医療技術を支える背景には，世界最高水準の医療教育がある。医師になるための「medical school」・「college of osteopathic medicine」の在学生・卒業生にはそれぞれ3段階の国家試験の合格が要求される。その後，インターンシップ，レジデンシー，フェローシップなどを経て，専門科認定試験に合格してはじめて「Board」という

称号が与えられ，高度な医療行為を行うことができるのである。そして，「Board」を取得するまでの年数は，医学部卒業から10数年がかかるのは一般的である。

　また，この高い医療教育・研究人材より優れたものは，米国は世界最先端の医療技術や診療手段を持っていることである。新薬や先端医療の技術，医療機器が次々に開発され，高度に発達した医療産業が医療技術の革新をリードしている。これらの背景が，外科手術，臓器移植，がん治療などの分野において，米国が世界をリードし続けられる理由と言える。

　一方，米国の医療費の高さは，メディカルツーリズムの裾野を広げることを妨げていることを否めない。米国とアジア主要国の医療コストを比較した図表1-8でみると，米国の医療費を100とした場合，心臓弁置換手術のコストは，日本は25，インドは1であり，それぞれ日本の4倍，インドの100倍に当たる。また，心臓バイパス手術も同様の傾向を示すなど米国の高コストが分かる。

　また，健診・検診の医療費は米国を100とした場合，日本は85，韓国は89になり，米国との価格差は少し縮まるように見えたが，シンガポール47，タイ19，インド5に比べると，依然として米国の高コストが目立っている。これは，高度な治療を要する患者にとって，米国の高い医療技術と設備を担保に安心して治療を受けられるメリットがあるが，検診や健康増進を目的とする広義のメディカルツーリズムでは，米国のコスト優位性が発揮できなくなる。そ

図表1-8　米国とアジア主要国の医療コストの比較

治療名	米国（千ドル）	米国=100とした指数					
		米国	日本	韓国	タイ	シンガポール	インド
心臓弁置換手術	170	100	25	21	13	8	1
心臓バイパス手術	144	100	22	17	17	9	6
人工股関節置換手術	50	100	43	33	28	22	16
膝代替手術	50	100	21	36	24	22	14
子宮摘出手術	15	100	18	60	33	27	37
健診・検診	1	100	85	89	19	47	5

出所：日本政策投資銀行「進む医療の国際化〜医療ツーリズムの動向」(2010) より

れに代わり，近年アジア諸国で展開される「観光＋健診＋検診」のような患者が気軽に参加できるメディカルツーリズムは，人気が急上昇している。

2. 「アジアメディカルハブ」を目指すタイ

　東南アジアの中央に位置し，南国楽園というイメージと共に，豊富な観光資源と独特な文化を有するタイは，政府が2004年に「アジアメディカルハブ」構想を打ち出し，保健省を中心に様々な関係政府機関が連携を取りながら，医療観光推進のための制度を策定・実施してきている。

　特に豊富な観光資源と古式マッサージやスパなどの伝統文化資源を活かした，①高度な医療サービス，②スパや古式マッサージなどホスピタリティ溢れるヘルスケアサービス，③タイのハーブ関連製品の3つを柱にし，民間病院が提供する高水準医療と魅力的な観光資源とを組み合わせて，外国人患者と観光客の誘致を展開している。

　国家戦略としてのメディカルツーリズムの展開は，国際医療機能評価機関 Joint Commission International (JCI) による認証が重要な指標になる。同 JCI によると，2022年10月現在，医療の安全と質が最高位の Gold Medal に認定された病院は，タイ国内に59施設があり，アジアでは，中国の47施設を超えてトップに躍り出た[4]。

　JCI 認証のほかに，外国人患者への対応サービスも手厚い。英語をはじめ，中国語，フランス語，ドイツ語，日本語，アラブ語など世界の主要言語による対応可能なカスタマー・サービス・スタッフが病院に常駐し，外国人患者とのコミュニケーションに細心の注意を払っている。これら努力の甲斐もあり，近年，先進医療を求めて，通院・入院を目的にタイを訪問する観光客（外国人患者）は増え続け，市場規模の拡大をもたらしている。

　市場規模の実績では，2017年の307.81億元から2019年の378.06億元に拡大した後，2020年は新型コロナウイルス感染症の影響で一旦業績の落ち込みが見られたが，翌年は2017年を上回る309.79億元の市場規模を取り戻した（図表1-9）。

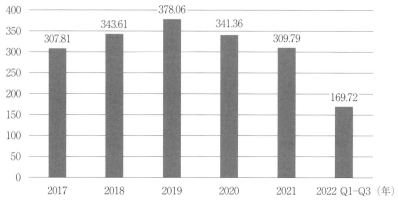

図表1-9　タイにおけるメディカルツーリズム市場規模の推移（単位：億元）

出所：図表1-5に同じ

　特に新型コロナウイルスの影響で大きなダメージを受けたメディカルツーリズムに対して，その振興策の一環として，タイ政府は2021年11月の閣議において，医療ビザ（Medical Treatment Visa：Non-MT）の発行を決めたことが注目される。

　これまでタイには医療ビザは存在しておらず，既存のビザでは1回のビザ申請で1度の入国しか許可（シングルエントリー）しないため，複数回の治療を必要とする患者はその都度ビザ取得を行う必要がある。今回発行が承認された医療ビザの有効期間は1年で，連続滞在可能日数は90日以内である。有効期間内であれば，複数回の入国が可能という外国人患者にとって利便性の高い内容が盛り込まれている。同ビザは，リハビリテーション，アンチエイジング，循環器系疾患，がん治療，美容整形などの医療サービスを受ける外国人富裕層を主要対象としている。

　このように，タイではメディカルツーリズムを観光資源に，観光産業の発展による外貨獲得だけでなく，国際医療を産業として発展させ，医療国際化による「アジアメディカルハブ」を目指すタイ政府の意気込みが感じられる。

3．「世界の富裕層を呼ぶ」シンガポール

　アジアの中で，いち早く外国人患者の受け入れを始めたのはシンガポールである。2003 年 10 月にシンガポール政府は，シンガポールを国際医療の拠点とするための組織である「シンガポールメディスン（Singapore Medicine）」を発足した。同組織は，シンガポールを「アジアの医療ハブ」としての地位を強化し，メディカルツーリズム参加者に世界水準の医療技術を提供するための技術力と最新設備の提供を主たる目的とする。同組織はシンガポール保健省（MOH）が主導し，経済開発庁（EDB），国際企業庁（IE Singapore），観光局（STB）という 3 つの政府機関が支援する形で運営される。同時に地方政府，旅行社，ホテルなどの関係機関との連携を図りながら，シンガポールを世界的な医療観光地の一つとして作り上げることに協力体制を構築した。

　高い医療サービスを提供するには，専門人材と高い技術が不可欠である。シンガポールでは，医療機関においても公立・私立を問わず，全ての医療機関は株式会社という組織体制を導入している。これらの改革を通じて，医療機関同士の競争意識を芽生えさせ，医療技術の向上を導くことに成功した。高い医療サービスを提供するには，一流の医師の確保も不可欠である。それに対して，シンガポールではシンガポール人医師不足問題を解消するために，世界で活躍する外国人医師を優遇条件で受け入れることを通じて，自国の医療水準を非常に高度なものにすることができた。2020 年 WHO の調べによると，191 か国のうち，シンガポールの医療水準は世界 6 位に位置している[5]。

　また，シンガポールは質の高い医療サービスに加え，多民族国家ならではの言語，文化，慣習面での外国人への柔軟性が，富裕層の医療ニーズに適合していると言われる。そこに目を付けた政府は，「医療は産業」という観点で，国外からの外来・入院患者を獲得する，いわゆるメディカルツーリズムを国策として掲げている。例えば，自国の医療技術のプレゼンスを高めるために生物医学の研究開発に総力をあげていることから，マレーシアやインドネシアからシンガポールでしか受けることができない先進医療を求める多くの富裕層が治療目的でやってきている。

　シンガポールのメディカルツーリズムの特徴として，世界水準の医療技術と最新設備による高度治療のスピーディーな受療，治療中の高いホスピタリティがあげられる。国際的な信頼が高いことから，世界からの治療目的の外国人患者を引き寄せている。また，欧米諸国に比べ，シンガポールの各種医療費用は大体欧米諸国の3分の1～2分の1に相当し，医療費用の競争優位も目立っている。これらを魅力に年間40万人超の外国人患者が訪れているという[6]。

　一方，シンガポールは地理的にマレーシアやインドネシアなどのイスラム教国家の間に位置するため，イスラム教徒の外国人患者への誘致も積極的である。また，シンガポールは中華系住民が7割も占めていることから，中国市場および華人系患者の開拓にも注力している。例えば，シンガポールを代表する民間医療機関大手のラッフルズ・メディカル・グループは中国の主要都市である北京・上海等にクリニックを開設すると共に，華人が多く居住するその他のアジア地域にもグループ病院を開設している。また，外国人患者が渡航しやすくするための渡航支援オフィスも東南アジアを中心に設置している。

4.「美容整形大国」の韓国

　韓国は，2007年3月に「韓国国際医療サービス協議会（現韓国国際医療協会）」が発足し，メディカルツーリズムへの本格的な取り組みをスタートさせた。そして2009年1月の大統領新年演説では，「グローバル・ヘルスケア産業」を含む17の新成長動力課題が発表され，メディカルツーリズムの推進を一層加速させることになった。同年5月に外国人患者誘致あっせんを許容する医療法改定が行われ，海外での広告解禁と外国人患者へのビザ発給も開始した。さらに，2009年12月には，韓国医療ブランド「Medical Korea」を発表し，あらゆる媒体メディアで広告・宣伝をスタートさせた。

　例えば，韓国観光公社の公式ページでは，韓国語を含めて11か国語を用いて，韓国の医療観光を「グローバル」・「優秀性」・「高い信頼性」・「便利」という4つの特徴に整理し，患者目線で韓国の医療観光の優位性をアピールしている。また，音楽産業を代表とする韓流ブームで成功した各種の広報マーケティング

の手法を国際医療プロモーションにも活用し，良質な韓流ブームのようなコンテンツ資源の拡散とともに，韓国の国際医療の認知度を高めるための創意工夫を繰り返している。

　このような総力をあげてのメディカルツーリズムは政府による強力なリーダーシップが不可欠である。この推進力を発揮したのは，韓国保健産業振興院および，韓国国際医療協会という2つの機関である。

　韓国保健産業振興院は，保健バイオ産業を高付加価値の核心戦略産業として育成し，国民の健康増進や国家経済発展に貢献させるために設立された政府機関である。2000年からR＆Dの支援事業や技術支援を開始し，2006年には，コンベンション「Bio Korea」を開催した後，2010年4月には，さらにメディカルツーリズムのコンベンション「Global Healthcare & Medical Tourism Conference Korea 2010」をソウルで開催し成功裡に終わらせている。

　また，韓国国際医療協会は，外国人患者向けの韓国医療サービスを広報するために設立された官民共同の組織である。同協会は同時に韓国におけるメディカルツーリズムを活性化するために政府から支援を受けて活動している公式団体であり，政府の政策方針に従って事業を運営している。協会の主な目的は，韓国の医療サービスを海外に広報し，外国人患者に高い医療水準と安全な受診を保証する各種インフラを提供することである。現在，30か所以上の総合病院，専門病院，医院が会員として登録しており，政府の出先機関である韓国保健産業振興院ならびに韓国観光公社も特別会員として登録している。

　韓国では，就職や結婚などの場で女性の容姿を重視する風習があるため，女性の美容への意識が高く，美容整形外科で整形手術を行うことも盛んである。その結果，韓国では，美容分野の医療に多くの経験とノウハウを蓄積でき，世界的に見ても高い水準を保持していると言える。これらの資源を活かして，韓国では美容整形外科や皮膚科，歯科などの診療を目的とする外国人患者を積極的に誘致し，多くの海外女性患者に韓国の美容医療の利用に韓国を訪問させることに成功している。

　メディカルツーリズムの目的で韓国を訪れた外国人患者数を見ると，2009

年の60,201人から，2019年の497,464人に拡大し，同期間では8.3倍の増加となり，累積患者数は2,760,553人となった（図表1-10）。また，2019年受け入れた外国人患者の国別では，中国がトップの162,868人に続き，日本は2位の68,411人に達した。そして，同年世界198か国の患者がメディカルツーリズムの利用目的で韓国を訪れていたと，韓国保健産業振興院が発表した[7]。

　市場規模では，2019年に764.87億元のピークに達した後，翌年新型コロナウイルス感染症の影響で一旦減少がみられたが，2021年には2017年を上回る水準を取り戻し（図表1-11），韓国における美容分野のメディカルツーリズム

図表1-10　医療サービス利用目的で韓国を訪れる外国人患者の推移

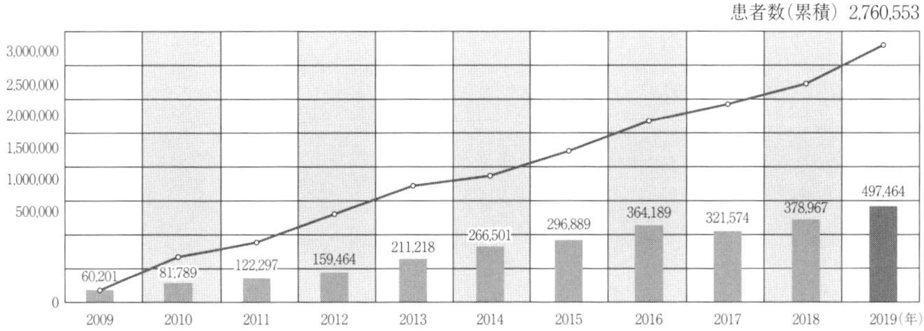

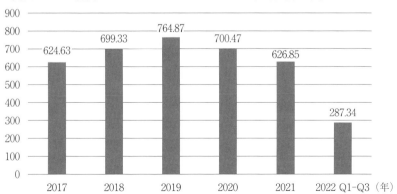

出所：韓国保健福祉部各年発表，聯合ニュース 2022及びグローバルノート—国際統計・国別統計専門サイト2022参照

図表1-11　韓国におけるメディカルツーリズム市場規模の推移（単位：億元）

出所：図表1-5に同じ

の人気が当面続くと考えられる。

5. 「先進国と同水準の医療を半額で」を目指すインド

　近年，先進国における医療費の高騰が続くなか，低コストで高品質の医療，健康に関する様々なサービスを提供するインドのメディカルツーリズムが人気を博している。元財務相ジャスワント・シン（Jaswant Singh）が低コストの医療と観光を結びつけて医療渡航を国策として実施し，2010 年代以降，本格的に医療観光産業の振興が始まった。

　医療目的でインドを訪れる外国人患者の多くは，イラク，イエメン，パキスタン，バングラディシュ，アフリカ諸国などからの訪問客である。近年，欧米諸国からの患者数も増えつつある。外国人患者がインドで受ける主な医療処置は，不妊治療，形成外科手術，人工股関節置換手術，歯科インプラントなどが多いとされる。

　メディカルツーリズムの展開に関して，インド政府は，①インド人医師は米国やヨーロッパといった先進国での医療経験が豊富である，②医師や看護師などの医療従事者に英語が通じる，③主要病院では国際基準の診断機器が導入されている，④インド国内には 1,000 か所の看護師養成センターがあり，毎年 1 万人が卒業しているなどを強みとしてあげている。これらの強みのほかに，高度医療提供病院として国際的評価認証を受けた病院が 44（2022 年 10 月現在）あり，メディカルツーリズム大国を目指すインドの実力が評価される出来事と言える。

　また，インド観光省は，各種手術のほかに，伝統的な医療資源であるアーユルヴェーダ（Ayurveda），ヨガ（Yoga），シッダ（Siddha），ナチュロパシー（Naturopathy）などの活用を試み，観光客に気軽に楽しめるインドの伝統医療資源を提供している。メディカルツーリズムの市場規模に関しては，年間 90 億ドルに達するほど成長し続けている[8]。

　外国人患者がインドでの治療を受けやすくするために，政府は 2019 年 8 月から通常のビザがあれば，医療ビザを申請しなくても，インド国内で外国人が治療（臓器移植を除く）を受けられるように，ビザ発給制度を改定した。

図表1‒12　インドにおけるメディカルツーリズム市場規模の推移（単位：億元）

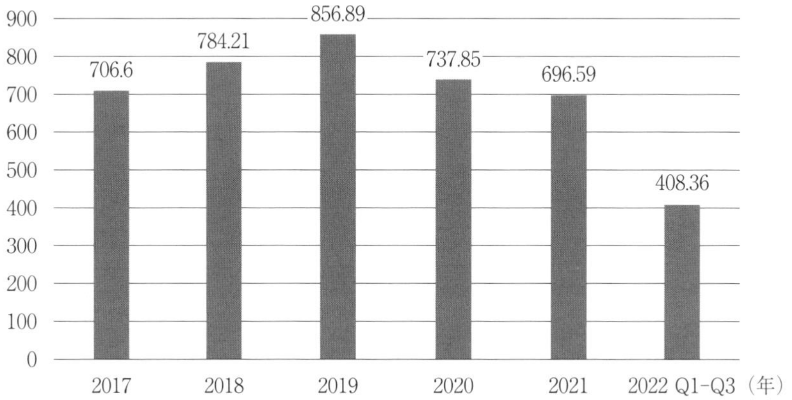

出所：図表1‒5に同じ

　このようなインド政府による各種施策のもと，インドにおけるメディカルツーリズムの市場規模は拡大し続け，2017年から今日までの実績では，タイ，韓国を超えるアジア最大の市場規模を有するメディカルツーリズム市場に成長している（図表1‒12）。

　このようなインド政府による積極的な外国人患者の誘致の背景には，インドを訪れる外国人患者はインド人より高い治療費を払っていること，それがより多くの民間投資と資本を引き付け，より良い医療インフラとより高い医療技術を生み出したことがある。また，外国人患者から徴収した高い医療費をもとに，教育を充実させる目的があると政府が発表している。

小　括

　本章では，メディカルツーリズムを，治療目的の要素が強いものを「狭義のメディカルツーリズム」，健康増進や予防目的の要素が強いものを「広義のメディカルツーリズム」と区分し，医療先進国の米国，および後発のアジア諸国の事例の考察を通して，各国がメディカルツーリズム発展の背景および目的を明らかにすることができた。

　米国は，高い医療技術と設備をもとに，世界の富裕層を対象に治療目的の高

度な医療を中心に展開しているが，後発のアジア諸国は，各国が有する医療資源を観光資源に併せて，観光と医療の同時振興を試みている。特にタイでは，観光振興を目的に，自国の医療資源を活用し，国策としての「アジアメディカルハブ」を目指している。また，シンガポールでは，高度な医療専門人材を有するという優位性を活かして，世界の富裕層を中心に医療サービスを提供すると同時に，観光の振興も目指すという，高度医療のシンガポールのイメージを世界で確立することに成功している。一方の韓国では，政府主導による「Medical Korea」という韓国医療ブランドの立ち上げに創意工夫し，整形美容を中心にアジア諸国からの女性患者の誘致に成功している。そして，インドでは高度な医療を格安なコストで利用できることを武器にし，周辺諸国からの患者の誘致に成功し，アジア最大のメディカルツーリズム市場の誕生に貢献している。

　上記のアジア諸国の事例から，各国が政府主導のもと，メディカルツーリズムを産業化させることに力を注ぐことが共通の特徴と言える。その背景には，アジアを中心に人口の高齢化と中産階級の増加による潜在的な市場の発展が見込まれることがある。これらは，メディカルツーリズムによる観光立国の推進を試みる日本にとって，大きな参考になるものと言えよう。一方，今後アジア先発諸国が展開中のメディカルツーリズムとの両立を図るために，日本は自国の特徴を有する医療資源の確保また創出が不可欠であり，アジア諸国との競争優位を獲得するための必須条件でもあると言える。

注
1) 智研瞻産業研究院『2023-2029年中国海外医療中介服務行業市場前瞻与投資戦略規劃分析報告』2022年，p.38を参照
2) 同上掲 p.38を参照
3) 同上掲 p.39を参照
4) https://www.jointcommissioninternational.org/about-jci/accredited-organizations/#q=china&f:_Facet_Country=[South%20Korea,Japan,Thailand を参照（2022年10月15日閲覧）
5) せかいじゅうライフ「シンガポール」https://sekai-ju.com/life/sgp/life/singa-medical/ を参照（2022年10月15日閲覧）
6) 注1) 前掲書，p.79を参照

7)　韓国保健産業振興院「2020 韓国の国際患者に関する統計」を参照
8)　ニューズウィーク日本版『広がる「インドで格安医療」の選択肢　90 億ドル市場へ』2019 年 11 月 27 日を参照

第2章　医療経済学の視点からの メディカルツーリズムの検証

　序章で言及してきたように，本書は，日本におけるメディカルツーリズムから医療国際化への高度化を検証することが目的であり，特に日中国際医療現場の視点から実証分析を行うことである。そのため，本章では，医療経済学の理論体系とその分析の枠組みを用いて，分析を進めていく。

　医療経済学は，ミクロ経済の研究領域に属し，大きく3つの研究分野が含まれる。それは，①医療制度全体の解説や国民医療費のマクロ分析を行うことにより，医療制度や医療費の将来像を検討するための制度分析，②ミクロ経済学の分析方法を医療分野に応用し，理論研究や実証研究を行うための分析，③特定の医療サービスや薬品の費用とその効果を比較するための費用対効果分析である。

　本書は，上述のように，主として日本におけるメディカルツーリズムの発展を日中国際医療現場の視点から実証分析を行うことであり，上記の医療経済学の分析枠組みの②に当てはまると考えられる。また，経済学は各種財の効率的な分配を研究する学問であり，本書の分析対象であるメディカルツーリズムは，外国人患者に医療サービスを提供することから，その際に提供する医療財は，「国際医療財」であると言える。

　以下では，一般医療と国際医療に適応する医療制度の違い，および両者における患者の位置づけを確定する際の特徴を整理し，「一般医療財」と「国際医療財」の違いおよびその特徴，そして両者における医療情報の非対称性に対する考え方の相違を整理する。

■ 第1節　一般医療と国際医療の違いおよびその特徴

　通常，一般患者向けに医療サービスを提供する機関は，巨大な病院から近所の診療所まである。それぞれの医療機関の機能に着目すると，医療機関は大まかに一次医療，二次医療，三次医療に分類される。

　一次医療とは，一般的な外来診療で対応可能な軽症の患者を治療する医療で，具体的には風邪や発熱などの治療を目的とする近所の診療所などが想定される。二次医療とは入院を要し，病床を持つ医療機関で治療する病院が想定される。三次医療とは，高度で特殊な医療を指し，具体的には大学病院のような大規模な医療を実施する病院が想定される。

　一方，患者はどの診療所・病院でも自由に受診するというフリーアクセスが認められている。したがって，患者は医療機関の中から医療サービスの品質が高い（あるいは高いと予想される）ところを選択し，受診すると考えられる。しかし，医療サービスは情報の非対称性により，患者が良い病院を事前に判断することは困難である。

　そこで，安全性や医療の質を保証するという視点から，政府は医療機関に対して様々な規制を行う必要性が生じてきている。例えば，医療機関の施設や必要な人員などに関する定めがあり，勤務する医療専門職が免許制などにより，業務の独占が認められている。

　また，患者はいつ，どのぐらいの医療サービス，どれぐらいの医療費が必要かは不確実（需要の不確実性）である。そのため，国民が安心して医療サービスを利用できるように，日本の場合，すべての国民および在住者に何らかの公的保険制度である国民皆保険制度を導入している。

　この制度のもと，国民および在住者は勤務先，あるいは居住地によって，あらかじめ用意された公的医療保険への加入が義務付けられている。ただし，公的保険はすべての医療サービスの給付が認められているわけではなく，保険外の医療サービスは全額自己負担になる。その際，一緒に行われる保険で認められる医療サービスまで自己負担になるという混合診療禁止ルールがある。

図表2−1　一般医療サービスの仕組み

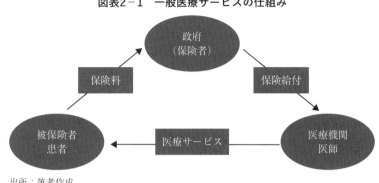

出所：筆者作成

　このように，政府が設計した医療保障制度のもと，被保険者は保険料を払い，病気になった時，保険制度を利用して医療機関での治療を受けることで，患者も医療機関も安心して病気の治療に当たる仕組み（図表2−1）が出来上がったのである。

　しかしながら，上述した医療機関と患者との関係性を国際医療に当てはめて考えるとき，国際医療と国内医療に様々な違いが生じてくる。まず，海外旅行のついでに訪問先で健診や治療予防といった，いわゆる広義のメディカルツーリズムに参加する外国人患者は，観光サービスの一環として訪問先の医療サービスを利用することであり，治療目的の医療サービスを利用する国内患者とは性格的に異なるものであることは言うまでもない。

　また，治療目的の国際医療を利用する狭義のメディカルツーリズムの参加者であっても，あらかじめ医療渡航支援企業などの仲介業者を通じて，受け入れ病院との間に患者の病状に関する情報の共有を行った後，治療を受けることになり，その際，医療費や滞在費を含めたすべての経費の自己負担が前提である。これもフリーアクセスで保険を利用して治療を受ける国内患者とは大きく異なってくる。

　つまり，メディカルツーリズムに参加する外国人患者は，

①　入院および高度な治療サービスが提供可能な三次医療を行う病院を中心に利用する，

図表2-2　メディカルツーリズム（インバウンド国際医療サービス）の仕組み

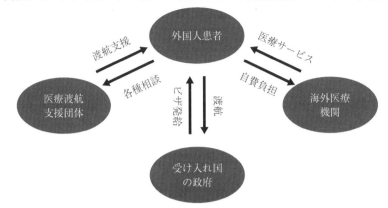

出所：筆者作成

② 渡航先の国の医療保険を使わず，医療費は全額個人負担である，

③ 医療機関と患者のコミュニケーションは，医療渡航支援企業が間に入る
　ケースが多い，

④ 受け入れ国によるビザ発給を受けることもある，

⑤ 混合診療禁止ルールの制限を受けることはない，

といった特徴があげられる。これらを基に，図表2-2のようなメディカルツー
リズムの仕組みがまとめられる。

第2節　「私的財」と「価値財」の性格を有する「国際医療財」

　前述したように，経済学は各種財の効率的な配分を研究する学問である。そ
の際，様々な商品・サービスをまとめて「財」（goods）と呼ぶ。「財」とは，人々
の欲求を満たすものである。「財」に対する消費の競合性・排除性という視点
から，「私的財」，「公共財」のように分けることがある。自分が消費すれば他
人の消費量を減少させる競合性と，対価を支払えば他人を排除できる排除性を
ともに備えた財は「私的財」であり，競合性・排除性を備えない財は「公共
財」である。

　また，市場メカニズムが働く経済社会においては，消費不足または生産不足

になる「財」もある。例えば，消費により，私的利益に比べて大きな公的利益が生み出される可能性があるが，消費者は私的利益しか考慮しないため，自然な状態では消費が進まない「財」がある。また，供給拡大を通じて，社会全体に大きなメリットをもたらすが，供給側の都合で，供給不足が生じる「財」がある。このような財を，「価値財」と呼ぶ[1]。

1.「私的財」「公共財」「価値財」の仕組み

　このように「私的財」，「公共財」，「価値財」に大別される財に対して，ほとんどの国では，その財・サービスの特性に合わせて異なる仕組みを構築している。

　「私的財」の場合，消費者が取引する際に，その財・サービスの価格，品質をよく理解し，他の財・サービスと比較して同じ品質であれば，より低い価格の財・サービスを選択する。また，その選択行動によって，市場ではより優れた財・サービスが多く取引され，より劣る財・サービスが取引できなくなるという競争や淘汰（排除可能）が行われ，市場の効率を高められる。例えば，食料品の場合，スーパーマーケットやコンビニエンスストアなどで自由に販売されており，購入者は自身の所得水準や嗜好などに基づき，自由に購入できるため，「私的財」に当たる。

　「公共財」は，個々人の消費がほかの人の消費を妨げないという非排除性を持つ財・サービスである。国民の安心・安全な社会生活を守るために，国が全国にサービス拠点を設けている警察サービスがそれに当たる。盗難や事故にあった時，警察が直ちに現場に駆け付けて国民に無料でサービスを提供するという「公共財」の特性を有する。市場での取引が困難であるため，政府が自ら全国一律の警察サービスを供給する形がとられている。

　「価値財」は，ある個人が消費することにより，社会全体が便益を受けることになる財・サービスであり，消費による便益の第三者への溢出（外部効果）が期待される。例えば，社会全体に便益が広げられるような教育サービスは，「価値財」に当たる。高度な教育サービスは，個々人にその購入量の判断を任

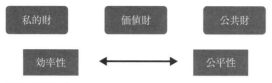

図表2−3　医療財の効率性と公平性

出所：筆者作成

　せておくと十分な量を購入しない可能性がある。そのため，政府は奨学金の提供などを通じて，より多くの量を購入させるような工夫を施している。同時に，規制や割り当てなどの介入を通じて，教育サービスの平準化を行っている。その目的は，国民の多くが高い教育を受けるようにし，国民教育水準の向上を通じて，国の発展に貢献する効果が期待できることにあることは言うまでもない。

　では，医療サービスはどのような「財」に当てはまるのであろうか。多くの国では，医療がもたらす社会的便益に着目し，医療サービスを「価値財」として位置づけて医療制度として構築している。一方の米国では，医療サービスを「私的財」に近い医療制度を構築している。また，北欧諸国では，医療サービスを「公共財」に位置づける医療制度を構築している。

　これらの違いが生じる背景には，医療制度の「効率性」と「公平性」のどちらを重視するかにある。つまり，医療サービスを「価値財」として位置づけたことを基準とすると，「私的財」としての位置づけが強い場合には「効率性」を重視する形になり，「公共財」に近い位置づけをする場合，「公平性」を重視する形になる。

2.　「私的財」と「価値財」の双方の性格を有する「国際医療財」

　上記のような医療サービス財の特性を踏まえて，国際医療を提供する「国際医療財」は，外国人患者にとって，まず「私的財」と位置づけたほうが妥当だろう。なぜなら，外国人患者は，自己意思のもとで，より高度な医療サービスが提供可能な海外の病院を探し求め，医療費は全額自己負担の前提で海外の医療サービスを利用するからである。その際，「国際医療財」は市場メカニズム

が働き，医療機関はより高い医療費を支払う意思のある患者に優先的に医療サービスを提供することも考えられる。

　また，メディカルツーリズムによる新たな価値の創出と提供という視点から，国際医療は「価値財」の側面も持ち合わせている。その理由は，以下のように説明できる。

　つまり，一般医療と国際医療とを比較した場合，一般医療は，主として国内の患者と医師（医療機関）との間に治療と被治療という関係が成り立つ。患者は病気を完治し，健康体に戻った時，その時点の関係性が終了することになる。両者にとっての価値は，患者は医療サービスの対価である医療費を支払い，自身の健康状態をマイナスからゼロ（健康な状態）に近い状態に戻すことであり，一方の医師（医療機関）は，患者の病気を治癒するための医療行為を行い，その行為に見合った対価をお金の形で患者から徴収し，医療機関の収益になるということである。もちろん，その間，国の医療保険制度の利用による患者の負担軽減という，国が国民の健康を守る重要な役割（価値）も提供している。また，患者の家族にとって，健康な状態に戻った患者に安心できるという価値がある。

　一方，国際医療の場合，一般医療よりも多くのステークホルダーが存在し，様々な価値の創出と提供が考えられる。つまり，外国人患者のほかに，患者の家族，海外の医療機関（医師，看護師，スタッフなど），医療渡航支援企業（コーディネータ，医療通訳など），そして，医療ビザを発給する海外の政府機関などが絡んでおり，患者が治療前，治療中，治療後などの各段階において，各ステークホルダーがそれぞれの役割を分担し，図表2－4のような価値の創出および提供を行っている。

　まず，外国人患者にとって，高額な医療費を払い，より大きな安心感のもと自国で治療不能，または効果が得られないであろう治療を受けられるという価値がある。しかも自国よりも治療までの待機時間が短くなり，早期治療・早期完治というメリットも考えられる。加えて，入院・リハビリ期間中の行き届いた医療サポートにより，患者の早期治療と術後の早期回復が期待される。

　また，患者の家族に対して，本来なら海外の病院で治療を受けることに大き

図表2-4　メディカルツーリズムによる新たな価値の創出と提供

創出・提供される価値	
患者・家族への価値	・患者が高度な治療と行き届いた各種サポートのもと，早期治療と早期回復 ・家族が安心して患者を見守り，介護による精神的，肉体的負担の軽減
受け入れ医療機関への価値	・高額な治療費収入による新規設備投資や優秀な人材の誘致 ・国際社会に於いて知名度の向上により，海外の優秀な医師の誘致 ・治療を通して海外医療機関との連絡や提携の実現 ・重病・難病の治療を通して医師の経験蓄積と国内患者への還元 ・医師自身の医療技術・治療理念を世界へ発信するチャネルの獲得 ・外国人患者の受け入れによる医療機関のサービス品質の向上 ・看護師・スタッフの人材教育と医療の国際化
医療渡航支援企業への価値	・新業態の確立による国内雇用の増加 ・新しいビジネスチャンスと新たなビジネスモデルの構築 ・関連分野との連携強化による新たなサプライチェーンの整備 ・国際市場との接点を強化
受け入れ国への価値	・患者本人・家族・友人によるインバウンドの創出 ・先端医療技術・設備の輸出 ・製薬メーカーの輸出促進 ・国際医療の産業化による医療国際化への進化

出所：筆者作成

な抵抗があると考えられるが，事前に医療渡航企業等を通じて，各種の情報を事前に入手でき，いわゆる国際医療情報の非対称性が大幅に緩和された状況下の渡航治療であり，しかも高い医療技術による治療が期待される中，むしろその不安が解消される方向にある。また，入院中における現地病院の行き届いたケアサービスにより，家族側の精神的，肉体的な負担が緩和される方向にあると考えられる。

　一方の医療機関にとって，外国人患者より徴収された高い医療費をもとに，新しい研究・治療施設の投資に資金面の余裕ができ，一般患者により良い医療サービス・設備の提供が可能になると考えられる。特に医師の場合，外国人患者の重病や難病への治療を通じて，蓄積された経験やノウハウの一般患者への還元も期待される。そして，看護師やスタッフは外国人患者の受け入れにより，様々な異文化体験を通じて，看護師やスタッフの人材育成や教育にも有効であると考えられる。

　そして，一般医療の場合，出番がなかった医療渡航支援企業の存在は，大き

な注目に値する。メディカルツーリズムの展開，特に治療目的の外国人患者の受け入れにあたって，医療渡航支援企業は欠かせない存在になっていると言える。これらの企業は，患者と医療機関との情報交換の橋渡し役になっているだけでなく，異文化コミュニケーションが重要視される国際医療において，医療渡航支援企業がその異文化コミュニケーションのバリアを解消してくれる存在でもある。患者が渡航前の各種支援，渡航先での治療全般，帰国後のアフターフォローなどの各段階において，医療渡航支援企業が大きな役割を果たし，医療渡航支援企業がなければ，特に治療目的のメディカルツーリズムの推進が不可能と言って過言ではない存在と言える。また，医療渡航支援企業は，新しいビジネスチャンスの創出に伴った新規雇用創出効果，そこから新たなビジネスモデル構築の可能性が生まれてくることも期待される。

　最後に，メディカルツーリズムを推進する国側にとっての価値は，なによりも患者やその家族，見舞いの友人によるインバウンド創出効果が大きいと言える。近年，アジア諸国の政府がメディカルツーリズムに注力する最大の目的は，外国人観光客の誘致課題による外貨獲得と国内消費の促進にある。既述のように，メディカルツーリズムは外国人患者だけでなく，家族，友人による見舞い効果のほかに，治療が成功した患者による口コミ効果を通じて，さらに多くの外国人患者の来訪という波及効果が期待される。

　このように，外国人患者の受け入れは，受け入れ国には患者，家族，友人によるインバウンド創出効果，また受け入れる病院には，高額な治療費収入による新規設備投資や人材教育の効果，担当医師には重病・難病治療を通じて得られる経験の蓄積とその知見が国内患者へ還元される効果，さらに医療渡航支援企業による「国際医療市場の仲介」という新しいビジネスチャンスおよび，新たなビジネスモデルの構築につながる効果などが期待される。すなわち，メディカルツーリズムの推進によって，国際医療分野には多くの付加価値の創出と提供が可能になると言えよう。

▌第3節　情報の非対称性が緩和される「国際医療財」

　情報の非対称性とは，ある財の需要側と供給側との間に，保有する情報の質や量に差異がある状態のことを指す。医療の世界は，情報の非対称性が著しく存在する領域である。それは，医療機関（医師）が持っている専門知識やノウハウを簡単に患者に公開しないだけでなく，その情報を理解しうるための専門知識を有していない患者側の事情もあるからである。そのため，医療サービスを提供する医療機関と，医療サービスを利用する患者との間の需給関係を見たとき，以下の3つの特徴がある。

　第一に，医療サービスを購入する側と供給する側の双方に不確実性が存在することである。例えば，患者はいつ病気になるかは事前に予測することは極めて困難で，その疾患がどのぐらい重篤な状態になり，費用がどのぐらい必要かを見積もることも困難である。これを「需要の不確実性」と呼ぶ。また，医療機関側にとって，同じ手術を同じ症状であろうと思われる患者に行っても，同じ効果が得られる保証はないという，「結果の不確実性」がある。

　第二に，需要側の不確実性に対して保険を利用することが多いことである。医療サービスの場合，医療費の支払いを目的として，計画的に貯蓄することは非常に困難である。それに対して，医療保険に加入しておけば，医療サービスが必要になった場合，医療費の大半を保険給付で賄うことが可能である。しかし，この保険によって患者が直面する自己負担が低くなるので，時には，必要以上の医療サービスを利用するというモラルハザードが起こることがある。

　第三に，医療サービスの提供側に比べ，購入側の情報が少ないという情報の非対称性が存在することである。患者が病気になった時，自分に必要な医療サービスの種類（疾患），品質（治療方法や術式），量（治療の回数や入院日数）などの情報を予め入手し，理解することは非常に困難である。また，医療情報を保有する医療機関側が簡単に持っている情報を提供しないだけなく，仮に提供された情報であっても，患者側がその内容を理解することも困難である。

1. 国際医療における情報の非対称性

　上記の一般医療を有する特徴に対して，外国人患者対象に展開する国際医療に当てはめて考えるとき，国際医療だけの特徴が見えてくる。

　まず，受け入れる病院側にとって，「需要の不確実性」が大幅に緩和される可能性がある。なぜなら，国際医療を利用する外国人患者は，海外の医療サービスを利用する前，医療渡航支援企業などの仲介業者を通じて，事前に医療機関と患者との間に治療の目的，方法，費用，スケジュールなどの情報をある程度得ているので，外国人患者がこれらの情報をもとに海外で治療を受けるか否かを判断することができるからである。つまり，この時点，「需要の不確実性」はほぼなくなると言って良いだろう。もちろん，治療の結果に関する「結果の不確実性」は依然として残るが，自国より高度な医療技術と設備を利用するという可能性から，外国人患者側の治療に対する心理的負担の軽減が考えられる。

　次に，外国人患者は治療先の国の保険を利用することはない。完全に自費診療のため，国際医療を利用する外国人患者は，必要な治療だけに対する費用を受診先に支払うことになる。つまり，国内患者が医療保険を利用して治療を行うがゆえに，必要以上の治療を受けるというモラルハザードが起こることはないだろうと考えられる。

　さらに，医療情報の非対称性は，国際医療を利用する外国人患者にとって，大幅に緩和する方向にあると言える。なぜなら，外国人患者は，あらかじめ母国での診療を通じて，病気の種類や治療の方法に関する情報を一定レベルで入手することが可能である。また，海外の医療機関で治療を受ける可能性や，どれぐらいの費用負担といった情報は医療渡航支援企業を通じて事前に入手することも可能である。さらに，治療先の医師や医療設備，サービスなどに関する情報も一定レベルで入手することが可能である。

　つまり，これらは，外国人患者と治療を受ける予定の医療機関（医師）との間の需要と供給の不確実性が大幅に緩和され，治療の情報と方法に関する情報の非対称性も一定のレベルで解消されると言える。そして，受診国の保険を利用せずに自己責任のもと，海外の医療サービスを購入（受診）するという特徴

も加えられると，外国人患者が海外で治療を受けるという心理的ハードルを下げてしまい，充実した医療サービスが提供可能，しかも医療技術も定評のある国（病院）に外国人患者が集中する可能性が生まれてくると考えられる。

2．エージェンシーの関係

　医療サービスの利用におけるエージェンシーの関係とは，依頼人（患者）が意思決定を行う権限を請負人（医師）に代理させることである。このような権限移譲が行われる理由は，患者が適切な判断を行うために必要な情報を十分に持っていない場合，より多くの情報を持つ医師に判断をしてもらうのが解決策と考えられるからである。

　しかし，この場合，医師がいつも患者の利益のみを考える完全な請負人であるなら，大きな問題は起きないだろうと考えられる。なぜなら，完全な請負人は，依頼人と請負人の利害が衝突する場合には，自分の利害を考えずに依頼人の利益のみを考えるからである。現実には，請負人が依頼人の利益を第一に考えて意思決定を行うかどうかを知ることは極めて困難である。この問題を回避するために，利害の衝突を避けるための契約を両者の間で締結する方法がある。

　つまり，例えば，ある患者と医師が自由に契約を締結できると仮定する。その際，患者と医師の間に固定報酬契約と成功報酬契約の二通りの選択肢を医師に用意する。医師が固定報酬を選択する場合，医師が努力せず治療が失敗する場合でも契約した報酬が受け取れる方法であるが，一方の成功報酬を選択する場合，医師が努力し，治療が成功すればより多くの報酬をもらえる方法である。

　この二通りの提案に対して，医師は成功報酬契約を選択する可能性が高いだろう。なぜなら，成功報酬契約は多くの報酬をもらえるインセンティブが，医師の治療を成功に導くように多くの努力を払うことになるからである。もちろん，患者は成功報酬契約を提案することにより，その後の監視をする必要がなくなるメリットがあるので，成功報酬案を積極的に進める方向になると考えられる。

　このような依頼人と請負人とのエージェンシー関係は，国際医療に当てはめ

て考えたとき，医師との円滑なコミュニケーションが難しい外国人患者にとっ
て，医師を請負人として契約することは極めて困難であろうと想像される。そ
の代わりに，第三者の医療渡航支援企業がその役割を担ってもらうことが考え
られる。なぜなら，外国人患者が他国の医療サービスを受けるに当たって，渡
航前の準備，渡航後の治療，帰国後のアフターサービスなどのすべての過程に
おいて，医療渡航支援企業がその調整の役割を担い，患者との間に一定レベル
の信頼関係が構築されているからである。

　また，医療渡航支援企業も患者の治療成功を望むことから，大きな努力を払
い続けると考えられる。特に一定の知識と情報を有する医療渡航支援企業は全
治療過程を監視する責任を持つことにより，患者の治療が成功した時，会社の
社会的信用の向上を通じて，次のビジネスチャンスにつながるメリットもある
と考えられる。

3. シグナリング効果とブランド効果

　また，シグナリング効果とブランド効果は，国際医療市場においてより効果
的に機能する可能性があると考えられる。

　シグナリングとは，市場において，情報の非対称性を伴った場合，情報を保
有している者が，情報を持たない側に情報を開示するような行動をとるという
概念である。シグナリング理論は，特に企業の採用現場を想定して生まれたも
のである。企業が得たい情報は，応募者の能力，生産性，意欲などである。し
かし，これは面接だけでは判断できないものが多い。そのため，企業は，履歴
書に記載された学歴のほか，面接における身だしなみや受け答えの様子などの
観察できる材料から判断することがある。この時，観察できるものを観察でき
ないものに代替したものがシグナルである。つまり，シグナルは，意図的にま
たは不意に他人の印象を変えたり，情報を伝える個人の属性または行動と理解
してよい。

　一般医療の場合，医療機関の特有の問題点として，「不透明性」や「馴れ合
い」などがしばしば指摘される。そのため，医療サービスへの患者意識の向上

という視点から，情報のない状況下で，客観的でない選択を患者に強いることを極力避けるように心がける必要がある。その意味から，医療機関による情報公開が求められるのは言うまでもないが，患者はより質の良い医療機関を求めるために，入院や外来など医療機関受診の際に「家庭・友人・知人」からの口コミ情報を重視する傾向が出てきている。しかし，この口コミ情報は医療機関への客観的な評価ではない要素も含まれるので，客観的かつ適切な指標が必要になるのである。

これに対して，国際医療を行う各国の医療機関に導入する認証制度は，外国人患者にとって，より安心して海外の病院を探すための客観的に指標であると言える。また，高度情報化が推進される今日の社会において，国際医療情報を探し求める外国人患者は友人，知人または SNS の口コミ情報を利用する傾向がある。国際医療を展開する医療機関がまだ少ない現状において，これらの口コミ情報をより効果的に働かせるために，認証制度とともに患者側に有効なシグナリング効果の発揮が重要とされる。

さらに，ブランドは情報の非対称性下でのシグナリング機能を果たし，評判によって無駄な探索を止め，取引費用を削減する効果がある。ブランドは非排他性，非競合性をもち，外部性を有する公共財でもあると知られている。そのため，患者への医療品質の保証という意味において，そのブランド力が高く評価される傾向にある。特に国際医療を行う医療機関が少ない状況において，より質の高い病院を選びたいことは患者側の希望である。そのため，ブランド力を持つ医療機関の情報の価値がより高く評価され，外国人患者に伝わりやすくなると考えられる。

上記でみてきたように，メディカルツーリズムが展開する国際医療は，国際医療機関認証制度や，医療渡航支援企業による各種情報の提供，外国人患者の知人，友人，SNS などの口コミ情報，さらに病院自身のブランド力を通じて，一般医療よりも情報の非対称性が緩和される効果があり，外国人患者側にも，医療機関側にもこれらの情報の有効活用に重要な意味があることがわかる。

小　　括

　本章は，一般医療と国際医療の違いおよびその特徴を中心に考察した。「国際医療財」は，従来の一般患者への医療サービスの提供を前提に設計された医療財とは大きく異なり，完全な「私的財」として，外国人患者が自由なアクセスのもと，海外で治療を受けることである。一方，メディカルツーリズムの推進は，受け入れ国にとって，新しい価値の創造と提供が期待され，すべてのステークホルダーにプラス効果があるため，推進し続けていく価値のある「価値財」でもあると結論付けができる。

　また，医療の世界では，患者と医療機関（医師）との間に存在する情報の非対称性は，一般医療よりも国際医療のほうが緩和されていく可能性が高い。なぜなら，国際医療は，医療渡航支援企業の仲介機能により，渡航前，渡航中，渡航後の各段階において，一定レベルの情報を事前に入手が可能であり，外国人患者が治療を受けるか否かを判断するにあたって，重要な参考情報になるからである。さらに，患者の友人，知人またはSNS発信された情報も有力な判断材料になれる。これらは，いずれも一般患者対象の医療現場では，必ずしも有効に対応できているとは言えないものである。

　そして，医療機関による国際認証制度は，外国人患者にとってのシグナリング効果が働き，一部ブランド力のある病院が海外での発信等を通じて，患者側の情報量がさらに増えることを通じて，国際医療推進の原動力となることが期待される。つまり，医療分野における情報の非対称が大きいからこそ，医療機関が外国人患者の選択基準になりえるブランドの形成が重要になると言える。

注
1）「価値財」は財政学者リチャード・マスグレイブによって導入された概念で，「メリット財」とも呼ぶ。

第3章　日本における観光立国と訪日中国人観光客

　前章では，医療経済学の視点からメディカルツーリズムの特徴を考察してきた。本章では，日本における観光立国政策の推進に伴ったインバウンド観光の発展，特にモノからコトへの観光スタイルの変化および，外国人観光客の最大供給源である中国人観光客の動向などを通して，日本におけるメディカルツーリズム発展の原動力を明らかにする。

　バブル経済崩壊に伴った日本の景気低迷の長期化は，多くの企業が経営不振に陥り，その中で，産業の屋台骨であるものづくり企業が活路を求めて，相次いで海外への進出を目指すようになった。その結果，国内に産業空洞化が現れると同時に，経営合理化に伴ったリストラは，失業と若者の就職難を作り出し，地方経済の活力が奪われていく。このような背景のもとで，政府は観光産業を21世紀のリーディング産業と位置づけ，観光産業の振興による雇用創出，訪日外国人の観光消費による地域経済の活性化を目指した，観光立国が始まった。なかでも，最大観光客の供給源である中国人観光客の動向が注目される。

第1節　観光立国と地域経済活性化

　観光立国に向けて，日本政府は2003年から訪日外国人を2010年までに1,000万人にするための「ビジット・ジャパン・キャンペーン」(VJC)を開始した。また，2006年に「観光立国推進基本法」を制定し，2008年に観光庁の発足など，観光産業を重視する姿勢を国内外にアピールした。そして，2009年末の「新成長戦略」に関する閣議決定では，2020年初めまでに2,500万人，将来的には3,000万人の訪日外国人を迎え，経済波及効果約10兆円，新規雇用56万人の目標を設定し[1]，観光立国を目指す強い意志を示した。特に同戦略

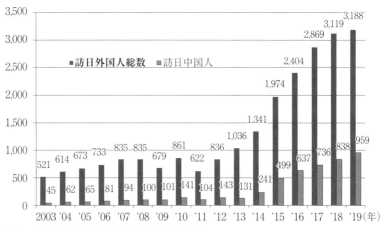

図表3－1　訪日外国人数の推移（単位：万人）

出所：日本政府観光局（JNTO）データより作成

では，メディカルツーリズムの推進が初めて言及され，日本における本格的な
メディカルツーリズムのスタートを切ることとなった。

　これらの努力の成果は，訪日外国人の数から反映されていた。図表3－1で
示したように，訪日外国人の数は2008年10月のリーマン・ショック，および
2011年3月の東日本大震災の影響により，前年度より減少があったのを除けば，
その他の年度は軒並みに大幅な増加を実現した。数的には，2013年に初めて
1,000万人の大台を突破した後，2015年には2,000万人に近づき，そして2019
年には史上最高の3,188万人を記録した。これは，2020年初めまでに2,500万
人を目指すという国の当初の目標を大きく上回る成果となった。

　このような訪日外国人観光客の持続的な増加を支えていたのは，訪日中国人
観光客の存在が大きかった。同図表から分かるように，特に2015年以降の訪
日中国人観光客の増加が目立ち，同年の499万人から，2019年の959万人に拡
大していた。また，2019年の実績だけで見た場合，訪日外国人3人のうち1人
が中国人観光客になるという計算である。

1. 訪日ビザの解禁

　訪日中国人観光客増加の背景は，何よりも観光ビザの発給緩和があった。こ
れまでいわゆる観光公害と呼ばれる自然環境や生活環境の破壊，文化財の損傷
や景観の悪化，また，犯罪の増加などの負の諸効果を嫌うのが理由で，日本で
は外国人観光ビザの発給に厳しい規制が設けられていた。しかし，観光立国の
推進過程において，これらの規制が次第に緩和されるようになった。

　とりわけ，一連の訪日中国人観光客へのビザ緩和策がその後の訪日外国人の
持続的な増加につながった。訪日中国人観光客への団体旅行ビザの発行を開始
したのは2000年であった。「観光立国推進基本法」の施行後，2009年から一
定の所得基準に達する個人観光ビザの発行も開始した。そして，さらに旅行ビ
ザの申請要件の緩和が繰り返され，「個人観光一次ビザ」，「沖縄数次ビザ／東
北三県数次ビザ」，「十分な経済力を有する者向け数次ビザ」，「相当な高所得者

図表 3 - 2　訪日中国人観光客へのビザ緩和策

時期(年)	内容
2000	団体観光ビザを特定の地域（北京，上海，広東省を対象に団体5～40人まで，添乗員同行）にのみ発給
2004	修学旅行生のビザを免除
2005	団体観光ビザの発給を中国全土に拡大
2008	2人以上の「家族観光ビザ」を発給
2009	北京，上海，広州の三都市に限定して，年収25万元以上の中国人に対して個人観光ビザを発給
2010	申請者の年収制限を25万元から3～5万元に大幅に引き下げた。これにより4億の中国人が日本への個人旅行ができるようになる
2011	沖縄訪問の観光客に対し，沖縄数次観光ビザを発給。1度目は沖縄を訪問することを条件とし，ビザの有効期間は3年間。但し1回滞在期間は90日以内 2010年に緩和した年収制限の条件に課されていた「一定の職業上の地位」という条件を外し，滞在期間も15日から30日に延長
2012	東北三県（岩手県・宮城県・福島県，これらは11年の地震被災地域）を訪問する個人観光客に数次観光ビザを発給した。申請要件沖縄と同様
2017	一定の経済力を有する中国人に対して，一回の訪日滞在期間が30日以内，有効期限3年，さらに高所得者には5年有効，一回の滞在90日という条件のビザを発給

出所：日本政府発表各種資料より筆者作成

向け数次ビザ」などのビザ緩和策が相次いで打ち出された（図表3-2）。

　このような中国人観光客に対する団体観光ビザ，家族観光ビザ，個人観光ビザ等の段階的な解禁を実施した結果，2003年の45万人の訪日旅行者数から2019年の959万人に拡大し，同期間の伸び率は21.3倍に達し，そして，中国人観光客は日本の観光立国を支える重要な供給源にもなっていた。

2. インバウンド消費の拡大とその特徴

　新型コロナウイルスが世界規模で流行する前まで，GDPの輸出区分で見た日本の国際観光は，エネルギーや化学に次ぐ第3位の輸出産業に成長していた[2]。このような国際観光産業の急成長を牽引していたのは言うまでもなく訪日外国人観光客によるインバウンド消費である。インバウンド消費と呼ばれる訪日外国人旅行消費額は，2014年に初めて2兆円を突破した後，2015年に3兆円，2017年に4兆円を達成し，歴史的記録を相次いで塗り替えた後，2019年には4.8兆円に拡大していた。その結果，2014年から2019年の期間中の訪日外国人旅行消費額は2.4倍の成長をもたらした。一方，同期間の中国人観光客による消費額は5,583億元から1兆7,718億円の3.2倍に拡大し，旅行消費総額伸び率を大きく上回った成長を実現していた（図表3-3）。

　このようなインバウンド消費の持続的な拡大の背景には，外国人観光客による観光スタイルの変化があったことも注目される。観光庁が2018年3月に発表した資料によると，近年の訪日外国人旅行者の消費動向は，「モノ」消費から「コト」消費へ移行しつつあるという調査結果であった[3]。

　「モノ」消費とは，商品を購入するという行動や，そのモノで得られる利便性に重点を置いた消費動向を指す。近年では，「モノ」消費が一巡して，サービスを買うことで体験した充実感や感動を得るという「コト」消費が訪日外国人旅行者の中で重視されるようになったという。例えば，浴衣や着物のレンタル体験，祭りやイベントの参加，温泉巡りなどが「コト」消費に分類される。なかでも，日本の医療サービスの利用を目的とした外国人患者も増えつつあった（外国人患者によるメディカルツーリズムの展開は，「第4章日本におけるメディ

図表 3 − 3　訪日外国人旅行消費額の推移 (単位：億円)

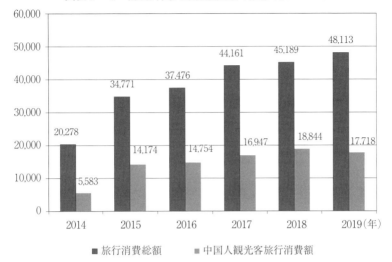

■ 旅行消費総額　　■ 中国人観光客旅行消費額

出所：日本政府観光庁 (JNTO) データより作成

カルツーリズムの現状と課題」で詳述する)。

　「モノ」消費から「コト」消費に消費動向が移りつつある要因の一つとして，リピーター客が増えたことがあげられる。つまり，初回の訪日で好印象を持った外国人観光客が，2回目以降の訪問は観光地を巡るだけの観光よりも，祭りやイベントなどの日本の文化を体験してみたい，できれば観光地のコミュニティに入り，地元住民との交流をしてみたいというニーズが生まれ，その関連の「コト」消費が増えたからである。

　リピーター客の増加に関する観光庁の調査では，2017 年，2018 年のアジア主要国 (地域) の訪日客のリピーター率は，香港 (87.7% → 86.7%)，台湾 (79.4% → 81.3%)，韓国 (63.5% → 73.3%)，タイ (67.2% → 68.2%)，中国 (36.7% → 39.2%) となっていた。そのうち，香港が9割近くの高い比率が維持したままのほか，台湾，韓国，タイ，中国も軒並みにリピーター率の上昇がみられ，わずか1年で平均リピーター率を 66.9% → 69.7% まで上昇させていた (図表3−4)。

　このような短期間で現れたリピーター率の顕著な上昇は，各地方自治体によ

図表 3 - 4 アジア主要国 (地域) の訪日観光客リピーター率の比較

(%)

訪日回数 (年)		香港	台湾	韓国	タイ	中国	平均
2017	1回目比率	12.3	20.6	36.5	32.8	63.3	33.1
	リピーター率	87.7	79.4	63.5	67.2	36.7	66.9
2018	1回目比率	13.3	18.7	26.7	31.8	60.8	30.3
	リピーター率	86.7	81.3	73.3	68.2	39.2	69.7

出所：観光庁「訪日外国人消費動向調査」各年集計結果より

　るニューツーリズムの推進と密接な関係がある。ニューツーリズムとは，従来型の出発地で商品化される発地型旅行商品と異なり，受け入れ側の地域が主体となって地域の観光資源を活かした「体験型」，「交流型」の旅行を商品化し，観光客が参加型観光，着地型観光に参加してもらうことを通じて，地域の活性化につながるものである。

　具体的には，①地域独自の魅力を活かした体験型・交流型の長期滞在型観光，②地域の自然環境やそれと密接に関連する風俗慣習等の生活文化に係る資源を対象とするエコツーリズム，③農山漁村地域において自然，文化，人々との交流を楽しむ滞在型のグリーン・ツーリズム，④日本の歴史，伝統といった文化的な要素に対する知的欲求を満たすことを目的とする文化観光，⑤歴史的・文化的価値のある工場等やその遺構，機械器具，最先端の技術を備えた工場等を対象とする産業観光，⑥農林漁家民宿，農作業体験や食育教育，フェリー，離島航路等に係る自然・文化観光，⑦自然豊かな地域を訪れ，心身ともに癒され，健康を回復・増進・保持するヘルスツーリズム，⑧観光先の医療機関で健康診断や健康増進などの医療サービスを受けるといったニューツーリズムなどがあげられる。

　つまり，「住んでよし・訪れてよし」という観光まちづくりは，多くの外国人観光客を引き付ける効果となり，個人旅行を好む外国人観光客が気に入った観光地を自由にめぐり，地元住民との交流や，祭り・イベントの参加を通して，観光地との交流を深めると同時に，心身ともにリフレッシュできる旅，すなわち，「コト」観光が日本のインバウンド観光の魅力となり，多くのリピーター

を作り出したのである。

　国内消費低迷が続く中，訪日外国人が滞在中に使うショッピング代や飲食代，旅行代金などの直接消費，そして，ホテルのサービスや，食事の原材料の仕入れ代などの間接消費のほかに，日本の伝統文化・現代文化，および地域の特性を反映した活動などの参加による「コト」消費の拡大は，外国人訪問客が日本滞在中の消費拡大という「外からの内需」を定着させることに大きな意味があり，そして国内消費の拡大をけん引する効果にとどまらず，観光産業の発展に伴った地域経済の活性化という，地方創生に資するダイレクトな経済効果が期待される。

第 2 節　訪日中国人観光客の動向

　上述のように，コロナウイルスの世界規模流行の前に，多くの中国人観光客が訪れ，日本のインバウンド観光を楽しんでいた。その背景には日本側によるビザ緩和の効果が大きかったほか，中国における国民海外旅行の①経済的なゆとり，②海外旅行の自由化，③長期休暇の取得可能という要因が注目される。

　経済的なゆとりに関しては，30 年以上にわたる中国経済の高度成長は一般国民の所得増加をもたらし，海外旅行という金銭的なゆとりが生まれたことである。また，海外旅行の自由化に関しては，政府が本格的に国民の海外旅行を認めたのは 90 年代以降の東南アジア諸国の旅行であった。その後，徐々にアジア全土，オセアニア，欧州，米州などの国・地域まで広げていた。そして，長期休暇の取得可能に関しては，「假日経済」(バカンス経済)という言葉が生まれたように，消費拡大と国民の余暇を楽しむという政府方針のもと，年に 3 回(春節，5 月メーデー，10 月国慶節) 1 週間程度の大型連休を導入していた。

　つまり，中国におけるアウトバンド観光市場の形成に欠かせない金銭的要因，制度的要因，時間的要因という 3 つの要件をすべてクリアした。これにより，これまで規制によって抑えられていた国民の海外旅行への欲求は一気に開放され，所得が高い都市部住民をはじめ，農村部の富裕層まで世界各地への観光を楽しむようになった。

図表 3 - 5　中国人アウトバウンド観光上位 10 か国（地域）

年次	2005	2010	2015	2016	2017	2018	2019
1	香港	香港	韓国	タイ	タイ	日本	マカオ
2	マカオ	マカオ	タイ	韓国	日本	香港	香港
3	日本	日本	日本	日本	シンガポール	米国	ベトナム
4	ベトナム	韓国	カンボジア	インドネシア	ベトナム	フランス	タイ
5	韓国	台湾	米国	シンガポール	インドネシア	オーストラリア	日本
6	タイ	ベトナム	マレーシア	米国	マレーシア	マカオ	韓国
7	シンガポール	米国	ベトナム	マレーシア	フィリピン	韓国	ミャンマー
8	マレーシア	マレーシア	シンガポール	モルディブ	米国	タイ	米国
9	オーストラリア	タイ	ロシア	ベトナム	韓国	シンガポール	台湾
10	ミャンマー	シンガポール	オーストラリア	フィリピン	モルディブ	ドイツ	シンガポール

出所：『中国旅游統計年鑑』各年版より

　また，図表3-5で示される中国人アウトバウンド観光ランキングを通して，以下の特徴が読み取れる。2000年代は香港とマカオが1位，2位を占め，親戚訪問を兼ねての観光者が多かったことが背景である。一方，香港とマカオを除いた外国に着目すると，日本は実質的に1位であり，この傾向は2018年まで続いていた。その背景には，近隣の先進国である日本を見てみたいと思っている中国人観光客の層が厚く，特に日本の映画やドラマなどに影響を受けた中年世代や，アニメや漫画などのサブカルチャーに影響を受けた若者世代が日本訪問に積極的である。つまり，前述した観光ビザの緩和を機に，一気に中国人観光客が日本を訪れるようになったのである。

　訪日観光の推進に伴って，中国人観光客の旅行スタイルは，従来の数日間の「多都市周遊型」観光から，特定の地域にとどまってゆっくり体験するという「地域観光型」観光へとシフトしつつあった。これは単純な観光旅行から，自由にバカンスを楽しむ体験型の旅行へと変化していくという市場動向の変化として捉えられる。この傾向は，訪日中国人観光客の滞在日数からも顕著に表れている。2018年訪日外国人の滞在日数のうち，5〜7日間の比率は65％を占め（図表3-6），中国人観光客が観光地に入り，居住者との交流の機会が多くなったと推察される。

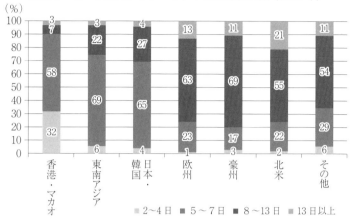

図表3－6　中国人アウトバウンド観光滞在日数（2018年）

出所：麦肯錫「2018年中国出境游市場深度観察」より

　また，訪日中国人観光客による滞在日数の長期化は，観光消費にもその効果が表れた。前述のように，2019年訪日外国人の消費総額48.1兆円のうち，中国人観光客による消費総額は，17.7兆円（36.8％）に達し，これまでの最多を記録した（図表3-3を参照）。

　なかでも，訪日中国人観光客の消費金額を他の国・地域に比較すると（図表3-7），2015年から2018年の期間中，中国人観光客の一人当たりの旅行支出額は各国平均（中国人を含む）の1.5倍ぐらいであったが，中国人を含まない場合，その値は2倍近くなる。これは，中国人観光客による観光消費の拡大は，日本

図表3－7　訪日中国人観光客一人当たりの消費額と他の国との比較

（単位：円）

年度	各国平均	中国	台湾	香港	韓国	米国
2015	176,167	283,842	141,620	172,356	75,169	175,554
2016	155,896	231,504	125,854	160,230	70,281	171,418
2017	153,921	230,382	125,847	153,055	71,795	182,071
2018	153,029	224,870	127,579	154,581	78,084	191,539
2019	158,531	212,810	118,288	155,951	76,138	189,411

出所：観光庁『訪日外国人消費動向調査』各年度報告書より

の内需拡大を通じて，日本の地域経済の活性化に様々な波及効果を及ぼしてい
くと言えよう。

第３節　日中国際観光コミュニティの誕生

　上述したように，日本における多種多様なニューツーリズムの推進は，訪日
外国人の観光形態を従来の物見遊山的な観光から，観光地のコミュニティとの
交流を重視する形に変えていく。

　「この変化から，①観光客が旅行前から観光客同士や観光地の友人・知人と
の間でSNSを用いて行う観光地情報の交換から形成されるバーチャル型の国
際観光コミュニティ，②観光客が観光地を訪れ，観光地の住民との文化交流や
イベント・祭りの参加などを通じ，観光客と観光地の住民との交流から形成さ
れるリアル型の国際観光コミュニティ，③観光客が帰国後に行う，観光客同士
や観光地の住民とのSNSによる交流を継続した後に，リピーターとして再び
着地型観光や参加型観光に参加することから形成されるバーチャル＋リアル
型の国際観光コミュニティという，3つの国際観光コミュニティが訪日外国人
と観光地との間に形成されつつある」[4]（図表3-8）。

　一般にコミュニティの形成は，①構成員の間で社会的相互作用が交わされて

図表３-８　国際観光コミュニティの形成のイメージ図

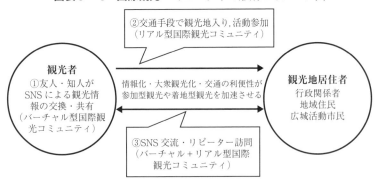

出所：馮力・孫根志華『国際観光コミュニティの形成―訪日中国人観光客を中心として』
　　　p.36より

いること，②地域的空間の限定性，③共通の絆の存在などが要件とされる[5]。しかし，訪日中国人観光客が日本の観光地との交流の進化に伴って，これらの要件が次第に緩和されていき，訪日中国人観光客同士による日本の観光地の訪問を通じた国際観光コミュニティ形成の可能性が生まれたのではないかと考えられる。

　このような日本における日中国際観光コミュニティの形成は，既述の日本を訪れる中国人観光客数が大幅な増加を実現するとともに，中国人観光客の旅行スタイルそのものにも様々な変化が起きていることにも現れる。その変化は，主として以下の特徴から確認される。

（1）　限られた高所得階層から一般大衆への転換

　所得の増加に伴う観光意欲の増進および，ビザ，航空などの利便さの向上によって，訪日観光への意欲が中国人の中で高まり続けていた。それに対応して，航空会社は次々と新規路線を開拓し，便数も増え続けていた。これまでの中国の中小都市から日本の主要都市を結ぶ路線から，地方の中小都市を目的地とする定期便も増えるようになった。しかも航空代金も手ごろで，より多くの中低所得層が妥当なコストで日本へのアウトバウンド観光に参加できるようになった。

（2）　団体旅行から個人旅行への転換

　これまで団体旅行で日本を訪問していた中国人観光客は，徐々にリピーターとして，友人や家族と一緒に個人旅行の形で日本を訪問するようになった。2名からのプライベート旅行や他人との組み合わせをしない「家族団体」の予約数は増加し続けていたと同時に，一人当たりの旅行消費額も上昇していた。

（3）　観光地遊覧型からローカル生活体験型への転換

　個人旅行参加者が増え続けていく中，中国人観光客は，単に目的地での物見遊山的な観光に満足しなくなり，体験型のレジャーや趣味に合った観光スポッ

トを訪れ，ゆっくり体験する，または特定の地域に長期滞在などのディープな旅へとその比重を移すようになった。

(4) 買い物型から生活体験型への転換

「爆買」という流行語が生まれるほど，中国人観光客の旺盛な購買意欲が度々取り上げられる時期があった。しかし，上述の中国人観光客の訪日スタイルの変化に伴って，中国人観光客が次第に体験型のレジャーや趣味に合った観光スポット巡り，各地のグルメを堪能するなどの，日本社会との交流が密になるような旅に重点を置くようになった。その背景には，中国人観光客が日本における旅のクオリティーを重視し，その地域の文化にふれ，独特な風情を体験するなどの，ディープな観光を好むようになったことがある。

つまり，このような中国人観光客の訪日スタイルの変化を通じて，より多くの中国人観光客が日本各地の観光地を訪れ，地元住民との交流を深めていくことを意味する。そして，このような交流を通じて，訪日中国人観光客と観光地の居住者との間に，日中間の国際コミュニティを形成する土台が出来上がっていくのではないかと考えられる。また，このような国際観光コミュニティの形成を通じて，より多くの中国人観光客はやがて日本のメディカルツーリズムに参加してくることも考えられよう。

┃ 小　括

インバウンド観光は単に旅行業のみならず，輸送業，外食産業，製造業，エンターテイメント・コンテンツ産業，農林水産業等，広汎な分野の産業と密接な関連があるため，その振興が大きな経済波及効果を生み出すことは言うまでもない。なかでも，消費低迷が長期化の様相を呈する日本経済において，訪日外国人による観光消費の拡大は，「外からの内需」を通じて，国内消費の拡大をけん引する効果にとどまらず，観光産業の発展に伴った地域経済の活性化という，地方創生に資するダイレクトな経済効果も期待される。

新型コロナウイルス感染症が世界規模流行前の2019年訪日外国人観光客は，

史上最高の 3,188 万人を記録した。そのうち，訪日中国人観光客が 959 万人に達し，訪日外国人 3 人のうち 1 人が中国人観光客になるという計算になり，そこから生み出される経済効果は容易に想像される。

　訪日中国人観光客数が急速な伸びを実現したのには，様々な要因が考えられる。中国経済の持続的な成長による国民可処分所得の増加は，富裕層を中心に海外旅行者が増えたことの最も基本的な要因である。しかしこれらの要因とは別に，中国の人々の日本への関心が以前よりも高まり，日本の伝統文化や若者文化に共感が増しつつあることが重要要因の一つとしてあげられる。なかでも，ニューツーリズムと言われる各種体験型観光への傾斜は，中国人観光客がマスツーリズムからニューツーリズムへと観光の高度化，成熟化を示唆していると考えられる。

　本章で論じてきた訪日中国人観光客と日本の観光地住民との交流の進化による日中国際観光コミュニティの形成は，新型コロナウイルスの流行によって，一時的に交流の中断を余儀なくされたが，アフターコロナ時代を見据えて，日中国際観光コミュニティの再活性化が期待される。その理由は，本書のメイン研究対象のメディカルツーリズムを利用した治療目的の中国人患者が，新型コロナウイルス感染症の流行中にもかかわらず，医療ビザで来日する訪日外国人患者のうち，8 割を占めていたことから，その一端をうかがい知ることができるからである。

注
1)　2009 年 12 月 30 日閣議決定「新成長戦略（基本方針）について」を参照
2)　国土交通省『令和 2 年版　国土交通白書 2020』p.52 を参照
3)　観光庁資料（『「楽しい国日本」の実現に向けて』提言の公表）2018 年 3 月 30 日を参照
4)　孫根志華『やさしく学べる国際政治経済』p.165 を参照
5)　ヒラリー著，山口弘光訳「コミュニティの定義」1978 年を参照

第4章　日本におけるメディカルツーリズムの発展現状と課題

　日本におけるメディカルツーリズムは，主として国土交通省，経済産業省，厚生労働者などの省庁が連携して推進してきた。しかしながら，メディカルツーリズムに対する解釈は，各省庁がそれぞれ異なったニュアンスを持つ。例えば，国土交通省観光庁では「医療観光」[1]，経済産業省では「サービスツーリズム（高度健診医療）」[2]，厚生労働省では「メディカルツーリズム」（医療ツーリズム）[3] などの表現を使うケースがしばしばみられる。もちろん，「医療観光」でも，「サービスツーリズム（高度健診医療）」でも，「医療ツーリズム」でも，3者は外国人患者に日本の医療サービスの提供を通じて，インバウンド観光を促進していくことが共通点であると言える。

　日本は，他のメディカルツーリズムを展開するアジア諸国に比べると，例えば，がん治療といった特定の分野に高度な技術および低カントリーリスクなどの魅力がある。これらの魅力を有効に活用すれば，インバウンド観光のより一層の活性化につながることは，政府や，地方自治体の共通認識である。そのため，観光立国の推進に合わせて，各関係省庁では積極的にメディカルツーリズムに関する施策を検討し，また，多くの地方自治体ではインバウンド観光客誘致の一環として，メディカルツーリズムの展開に乗り出した。

　本格的なメディカルツーリズムへの取り組みは，2009年の「新成長戦略」から始まった。それに合わせて，各省庁の関連法体系の整備と実証事業も動き出した（図表4-1）。とりわけ，2010年の閣議会議において，メディカルツーリズムを「国際医療交流」と位置づけたことに大きな意味がある。つまり，これまでアジア諸国で観光振興，外貨獲得の手段として導入されたメディカルツーリズムは，日本において正式に導入することにより，日本の観光立国にとって

図表4－1　医療ツーリズム推進に関わる政府機関の主な動き

内閣府	2009年12月　新成長戦略（基本方針） 6つの戦略分野のなかに「ライフ・イノベーションによる健康大国戦略」を盛り込み，「アジアなど海外市場への展開促進」として「アジアの富裕層等を対象とした健診，治療等の医療および関連サービスを観光とともに促進」として，医療ツーリズム支援のための方針を示す
経済産業省	2009年「サービス・ツーリズム（高度健診医療分野）研究会」を発足し取りまとめ 2010年9つの医療機関による同研究会実証事業を実施し，「国際メディカルツーリズム調査事業」として報告
厚生労働省	2009年医療ツーリズムプロジェクトチーム立ち上げ
国土交通省 観光庁	2009年「インバウンド医療観光に関する研究会」設置，研究会開催 2010年には医療機関による実証事業実施
外務省・法務省	2010年中国人観光客の個人訪日ビザの発給条件緩和を決定
経団連	2009年「経済戦略レポート」に新たな需要が期待される5分野の1つとして医療産業を盛り込む。潜在的需要のある「メディカルツーリズム」推進に向け，国策としての体制構築を提言

出所：各種資料より筆者まとめ

　新たな促進力になるだけでなく，日本が有する高度な医療技術と設備を外国人患者に有効活用する可能性が生まれることも考えられるからである。
　日本におけるメディカルツーリズムの推進は他の先発国より大幅な遅れをとったが，日本におけるメディカルツーリズムの規模は，2020年時点で年間43万人程度の潜在需要があり，市場規模は約5,500億円，経済波及効果は約2,800億円であるという試算結果が，2019年10月に日本政策投資銀行より発表された[4]。もちろん，これは新型コロナウイルスの世界規模の拡大前の試算であり，現状とは大きく異なっていた。しかし，日本のメディカルツーリズムは産業としての成熟度がまだ低いにもかかわらず，今後において大きな成長の可能性を示唆した内容と言える。
　本章は，上記の日本におけるメディカルツーリズムの成長の可能性を踏まえつつ，日本におけるメディカルツーリズムの推進を契機とした国際医療展開の現状と課題を考察する。

▌第1節　日本における外国人患者の受け入れ

　日本の医療サービスを利用する外国人患者の類型と外国人患者の受け入れ体制整備の観点から言えば，外国人患者は主として図表4-2で示すような3つに大別される。

　第1類型は，日本に長期滞在している「在留外国人患者」である。第2類型は健診や治療目的で日本の医療機関で受診する「外国人患者」である。そして，観光や仕事で日本に短期滞在している間に病気やけがで治療が必要となった「訪日外国人旅行客の患者」は第3類型に属する。

　従来，日本で外国人患者といえば，第1類型の「在留外国人患者」がほとんどであった。彼らの多くは日本の公的医療保険に加入し，日本に長期在留していることから，医療機関の受診方法をはじめ，日本の医療文化や医療習慣も一定程度理解している。また，日本語でのコミュニケーションが可能な者も少なくないため（もしくは家族や友人，地域のボランティア等により医療通訳の確保も比較的容易である），医療機関としては日本人患者と特段区別することなく，治療を行うことが可能な外国人患者としている。

図表4-2　医療機関が受け入れる外国人患者の類型別と特徴

外国人患者	医療機関	医療費徴収	外国語対応	緊急性	異文化対応
第1類型	一般の病院	日本人患者と同じ	日本語対応可	日本人患者と同じ	特に必要ない
第2類型	メディカルツーリズムに取り組む医療機関	100％自費診療。医療渡航支援企業が仲介するため，基本的問題なし	患者が母国語使用のため，通訳必要	医療渡航支援企業が仲介するため，緊急性がない	治療目的の外国人患者のため，異文化対応が必要
第3類型	外国人患者も対応の医療機関	自費診療，未収金のリスクあり。また海外の保険を利用する場合，手続きが煩雑	患者の出身国に合わせて，言語対応が必要の場合がある	訪日中にけがや病気になったため，緊急性が高い	日本の治療理念を理解していない患者のため，配慮必要

出所：各種資料より筆者まとめ

　一方，観光立国に伴った訪日外国人の増加は，第2類型，第3類型の外国人患者の増加が目立つようになった。特に第2類型は治療目的で，医療ビザを取得してからの来日のため，言うまでもなく「外国人患者」に属する。これらの患者は治療費が全額自費負担で，医療渡航支援企業などが介在するため，代金回収不能や言葉や文化の違いへの心配はさほどいらず，緊急性もないため，比較的に対応が容易とされる。

　第3類型は医療ビザではないが，日本で医療を受ける面から見て，「外国人患者」と捉えることができる。ただし，緊急性が高いケースが多く，代金回収や言語，文化などに不安が残る。

　実際に，本格的な治療目的の患者である第2類型の外国人患者に発給する医療ビザの件数を見ると，2011年に70件程度のものから，2019年に1,653件まで拡大していた。さらに2020年の新型コロナウイルスの世界規模の流行により，外国人患者の来日治療がほぼ不能な状態の中にもかかわらず，622件の医療ビザが発給されていた（図表4-3）。

　この事実から，外国人患者が日本で医療サービスを受けることに根強い支持があると言える。一方，医療ビザ発給対象者の内訳をみると，中国人患者は全体の8割以上を占めていたことが特徴である。

　このような中国人患者急増の背景には，近年の観光目的で来日した中国人観

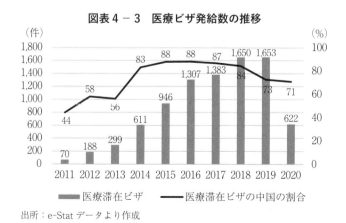

図表4-3　医療ビザ発給数の推移

出所：e-Stat データより作成

図表 4 - 4　日本の JCI 認証医療機関

医療機関名	所在地	認証種類	初回認証年月
亀田総合病院	千葉県鴨川市	病院	2009 年 8 月
NTT 東日本関東病院	東京都品川区	病院	2011 年 3 月
聖路加国際病院	東京都中央区	病院	2012 年 7 月
湘南鎌倉総合病院	神奈川県鎌倉市	病院	2012 年 10 月
聖隷浜松病院	静岡県浜松市	病院	2012 年 11 月
メディポリス 国際陽子線治療センター	鹿児島県指宿市	外来	2013 年 9 月
済生会熊本病院	熊本県熊本市	病院	2013 年 11 月
葉山ハートセンター	神奈川県三浦郡	病院	2014 年 3 月
東京ミッドタウンクリニック	東京都港区	外来	2015 年 1 月
足利赤十字病院	栃木県足利市	病院	2015 年 2 月
埼玉医科大学国際医療センター	埼玉県日高市	大学病院	2015 年 2 月
順天堂大学医学部附属 順天堂医院	東京都文京区	大学医療 センター病院	2015 年 12 月
札幌東徳洲会病院	北海道札幌市	病院	2015 年 12 月
南部徳洲会病院	沖縄県島尻郡	病院	2015 年 12 月
倉敷中央病院	岡山県倉敷市	病院	2016 年 3 月
湘南藤沢徳洲会病院	神奈川県藤沢市	病院	2016 年 8 月
三井記念病院	東京都千代田区	病院	2016 年 11 月
巽病院	大阪府池田市	病院	2016 年 12 月
中部徳洲会病院	沖縄県中頭郡	病院	2017 年 2 月
日本赤十字愛知医療センター 名古屋第二病院	名古屋市昭和区	病院	2018 年 3 月
福岡徳洲会病院	福岡県春日市	病院	2018 年 12 月
岸和田徳洲会病院	大阪府岸和田市	病院	2018 年 12 月
藤田医科大学病院	愛知県豊明市	大学医療 センター病院	2018 年 8 月
名古屋大学医学部附属病院	名古屋市昭和区	大学医療 センター病院	2019 年 2 月
東京女子医科大学 八千代医療センター	千葉県八千代市	病院	2020 年 2 月
東京西徳洲会病院	東京都昭島市	病院	2020 年 2 月
千葉西総合病院	千葉県松戸市	病院	2020 年 2 月
船橋整形外科クリニック	千葉県船橋市	病院	2020 年 9 月
南砺市民病院	富山県南砺市	病院	2021 年 12 月

出所：Joint Commission International 資料より

光客が日本での健康診断や健康増進などの医療サービスの利用を機に，日本の
高度な医療サービスや医療技術に共感し，日本で治療を受けてみたいという潜
在的ニーズがあったと考えられる。つまり，中国人観光客による観光立国への
経済効果は，メディカルツーリズム分野にも反映されつつあると言えよう。

　国際医療の推進は，受け入れ医療機関にグローバルスタンダードが求められ
る。それに対応した JCI（Joint Commission International）認証制度が日本の医
療機関でも広がるようになりつつある。2009 年に日本初である亀田総合病院
の認証取得を皮切りに，2021 年末現在，29 の施設が認証を取得済みである（図
表 4-4）。

　JCI 認証制度の導入に合わせて，JMIP（Japan Medical Service Accreditation
for International Patients）や JIH（Japan International Hospitals）といった日本国
内の認証制度も発足し，多言語による診療案内や，異文化・宗教に配慮した診
療体制など，外国人患者が安心・安全に日本の医療サービスを受けられる体制
を整えつつある。

■ 第2節　外国人患者の受け入れをめぐる日本国内の議論

　国際医療の利用目的で渡航する外国人患者に対して，通常，「来日前」，「来
日」，「帰国」という3段階の対応に分けられる。各段階において，様々な関係
者による様々な対応を提供している。特に「来日前」では，要望ヒアリング，
医療機関とのマッチング，受け入れ調整，支払い代行，医療通訳・TV 通訳の
手配，宿泊・観光手配などの多種多様な準備が不可欠である。また，「来日」
は空港への出迎え，治療，医療通訳アテンド，家族・同伴者へのサポートなど
がある。そして，「帰国」時の治療費精算，空港への見送り，アフターフォロー
なども必要である（図表 4-5）。

　これらの各段階において，様々な関係者に，様々な側面から様々な対応が求
められるだけでなく，様々な問題にも直面する。つまり，インバウンドに限定
して見れば，経済面のプラス効果が大きいが，国際医療目的の外国人患者を受
け入れるようになると，インバウンドの視点だけでは見えてこない問題や課題

図表4−5　外国人患者来日までのフローチャート

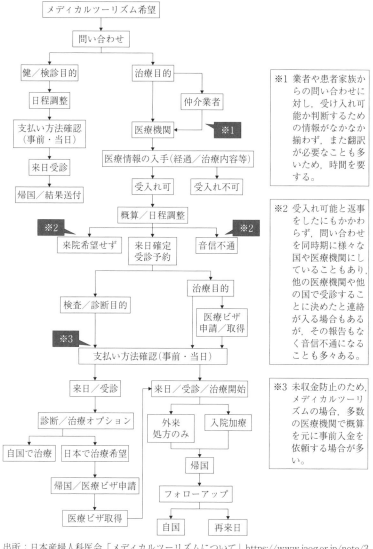

出所：日本産婦人科医会「メディカルツーリズムについて」https://www.jaog.or.jp/note/3
（2022年11月10日閲覧）より

が次から次へと現れている。これらの問題や課題に対して，各関係者がそれぞ
れの視点からの議論が行われ，以下のようにまとめられる。

1．国民皆保険制度と外国人患者

　現在，日本では国民皆保険制度を導入している。国民皆保険制度は世界最高レベルの平均寿命と保健医療水準の実現を目指して，国民の安全・安心な暮らしを守ろうとしているのが制度の趣旨である 。同制度のもと，医療費の大半は国が負担し，誰でも同じレベルの医療サービスを受けられることになっている。ちなみにこのような制度を導入する国は先進国の中でも少ないとされる。

　一方，患者は高度な医療技術を要する治療，医療サービスを受ける機会が限られている。そのため，外国人患者の受け入れによって，特定の病院でしか受けられない高度な医療サービスは，外国人患者によって日本の医療資源を多く利用されてしまう懸念がある。その場合，本来，日本国民または国民健康保険加入者が受けられる高度な医療サービスは，外国人患者に割安な料金で利用されるという問題が生じる。

2．外国人患者を受け入れる医療機関の体制

　観光立国が推進される中，各都道府県において，外国人観光客の誘致による地域活性化を目指して，それぞれ取り組みが進められてきた。来日観光のついでに，健診や治療予防などの外国人を1タイプと捉えると，受け入れの推進は地域活性化にプラス効果を与えることは間違いない。一方の医療機関では，外国人患者受け入れの経験不足や受け入れ体制の不備による医療現場での負担感増，トラブルの発生などの問題が多発し，中には，外国人患者の受け入れに不安を感じる医療機関もある。

3．日本医師会の懸念

　外国人患者の受け入れに対して，日本医師会は下記のような懸念を示した 。

　　1）　営利企業が日本の医療サービスに組織的に関与している
　　2）　混合診療禁止ルールの解禁につながりかねない
　　3）　株式会社の参入による医療の質の低下につながりかねない

　要するに，医療渡航支援企業などの営利企業が医療分野に参入し，利益追求

や外貨獲得のための国際医療，ひいては一部の富裕層のための国際医療は，従来の日本国の医療方針に反するものである。特に株式会社化した医療法人がこぞって利益を追求すれば，医療費の高騰を通じて，保険料や患者負担も増大し，低所得者が医療から締め出される懸念がある。

　さらに，これまで維持してきた混合診療禁止ルールは，国際医療の展開によって解禁されてしまうことになりかねないことである。日本では，健康保険による診療報酬は主に厚生労働大臣が決めることになっている。そして，健康保険の範囲内の診療と範囲を超えた診療が同時に行われた場合でも，平等な医療を提供するために，範囲外の診療に関する費用を患者から徴収することを禁止している。もし患者から費用を別途徴収した場合は，その疾病に関する一連の診療費用は，初診に遡って自由診療として全額が患者負担となるルールになっている。これを背景とすると，国際医療で行う混合診療は，やがて一般医療にも同様の問題が起こる心配がある。

4．医療ビザ

　2011年発給された1回の滞在期間が90日以内，最長3年有効の医療ビザは，外国人患者の受け入れ増のきっかけとなった。ただし，外国人患者等および同伴者がビザ申請を行うに際して，日本の医療渡航支援企業もしくは旅行会社等による身元保証が前提である。

　外国人患者が医療ビザを申請する際，日本の医療機関における外国人患者等の受け入れをアレンジする医療渡航支援企業および旅行会社等に対して，身元保証を申請する書類を提出する必要がある。外国人患者はこれらの慣れない手続きに多くのエネルギーを費やすと同時に，ビザの発給時期によっては，治療のタイミングを逸してしまう心配がある。

5．医療渡航支援企業

　医療渡航支援企業とは，日本で医療サービスを受ける受診者およびその同伴者に対し，来日前，来日中，帰国後などの一連の支援サービスを提供する事業

者のことである。

　医療渡航支援企業は外国人患者の立場に立って，事前サポートと来日後の滞
在，治療サービス全般を担当し，患者に大きな信頼を得られる一方で，医療機
関からすると，民間営利企業が間に入っていることに対して，必ずしも前向き
に受け入れているわけではない。なかでも，医療通訳に求める知識の不十分さ
が理由の一つとされる。

　なぜなら，医療通訳に一定レベルの医療知識を有することが求められるから
である。特に難しい治療を要する外国人患者に丁寧な説明を通じて理解しても
らい，安心して手術を受けてもらうことは重要である。現状では，医療通訳は
日常的なコミュニケーションに問題なく対応ができても，専門分野になると知
識の限界に直面することが多くあり，医師と患者との橋渡し役ができないまま
施術してしまうと，時には大きなトラブルが生じかねない。

　上述してきたように，日本におけるメディカルツーリズムの展開は，必ずし
も順調にスタートを切ったわけではなく，むしろ受け入れ側の政府関係省庁を
はじめ，医療機関，医療渡航支援企業などに様々な課題を抱えたまま，見切り
発車的に始まった印象がある。これらは，外国人患者側にとって，日本での治
療に関する正確な情報の入手に支障をきたすことになり，SNSや友人・知人
の口コミ情報に頼ることが多くなった結果，時に様々なトラブルに巻き込まれ
るケースもある。

第3節　外国人患者を受け入れる病院の事例

　これまで日本で展開される広義のメディカルツーリズムでは，「健診＋観光」
を目的とした人間ドックやPET検査[5]のほかに，「美容・健康増進」を目的
とした美容エステやスパ，森林療法，海洋療法などがある。一方，狭義のメデ
ィカルツーリズムである重病・難病の治療の場合，医療への比重が大きく，観
光の要素を全く含んでいないか，その比重が比較的に小さいかに分けられる。

　既述のように，日本はがん治療や心臓疾患治療，臓器移植といった特定の分
野に優れた医療技術および最先端の医療設備を有しているため，これらの利用

を目指して，近年外国人患者が増えつつある。また，一部外国人患者の受け入れ条件が整う医療機関にとっては，外国人患者から高い医療費の徴収や難病・重病の治療による経験の蓄積などのメリットがあるため，外国人患者の受け入れに前向きである。

　以下では，外国人患者を多く受け入れている亀田総合病院，がん研有明病院国際医療室，東京大学医学部附属病院国際診療部などの事例を見てみる。

1．亀田総合病院

　千葉県鴨川市に立地する「亀田総合病院」は，外来数は 1 日 3,000 人で，そのうち，都心などの遠方から，また海外からの患者も多い。33 もの診療科，救急救命センターを備え，私立病院としては日本最大規模病院の一つである。これらを基に，同病院の格付けランキングでは常に上位を占めている。また，多くの世界的権威の常勤医師，充実した医療設備および，高いホスピタリティなどが海外にも高く評価され，中国をはじめ世界各国からの患者を受け入れることで知られている。

　同院の中核施設である亀田メディカルセンターでは，以下の理念を掲げている。

「私たちは，すべての人々の幸福に貢献するために，愛の心を持って常に最高水準の医療を提供し続けます。
- 最も尊ぶこと：患者さまのためにすべてを優先して貢献すること
- 最も尊ぶ財産：職員全員とその間をつなぐ信頼と尊敬
- 最も尊ぶ精神：固定観念にとらわれないチャレンジ精神

　上記の理念を全うするために，以下の行動指針に基づき自律的に判断し行動します。
- 患者さまは私たちすべての行動の中心です

　・亀田メディカルセンターは患者さまのために存在するものであり，何よりも優先して患者さまに貢献します

・患者さまへの医療の提供は，いつも的確かつ効率的に行われます

・患者さまは可能な限り快適に医療の提供を受けられます

・患者さまの要望は的確に捉えられ，その要望以上に満たされます

● 　私たちは常に信頼と尊敬をもって医療に従事します

・患者さまは，尊厳をもって医療を提供されます

・私たちと患者さま及び地域との関係は，最高の倫理観によって保たれ，患者さまの個人的な秘密の保護は常に厳守されます

・私たちは，医療チームとしての自覚のうえに，お互いに信頼と尊敬の念をもって活動します

・職員間の意思疎通を妨げる硬直的な前例主義を排し，組織の壁のないチームワークの精神を育てます

● 　チャレンジ精神をもって常に高い理想への向上心を持ち続けます

・職員一人の向上は亀田メディカルセンター全体の進歩であり，一人の停滞は亀田メディカルセンター全体の停滞と考えます

・専門分野での成長，専門資格の取得など，個人の能力向上への努力は積極的に奨励され報いられます

・私たちは，患者さま及び外部から高い評価を受けることはもちろん，行った医療の過程と結果を自ら評価し，その質の向上を通じて医療界を常にリードします

・私たちは，社会環境の変化を的確に捉え，新しい取り組みや技術開発に積極的に挑戦します」[6]

　上記の理念と行動指針をもとに，亀田総合病院は医療の品質改善において世界的認証制度である JCI を2009年に取得し，日本で最初の認証機関となった。JCI 認証のほかに，診療部門を含めた医療サービス全般にわたる ISO9001 の認証も取得している。

　同院の発表によると，2008年に受け入れた外国人患者は186人，2006年から2008年の3年間の外国人患者数は312人で，国籍は15か国に及んだという[7]。

つまり，日本で本格的なメディカルツーリズムを導入する前から，同院は一足先に外国人患者の受け入れを実現し，日本における国際医療の先駆的な地位を確立したのである。

　また，同院は，「医療はインフラ」をモットーに，1995年より世界に先駆けて電子カルテシステムの本格的な運用を開始し，医療における徹底した情報の活用は，日本の医療機関の中で先駆け的な役割を果たしている。医療の国際化に進む外国人患者のニーズに対応すべく，2017年5月より国際連携室を設置した。

　国際連携室の主なサービスは，海外から受診を希望する日本人や外国人の相談や対応のほかに，日本に一時滞在している外国人旅行者や日本在住の外国人受診者への積極的な支援も行っている。円滑で安全な医療を提供するために，必要に応じ，日本語・英語・中国語対応の可能な国際連携室スタッフがサポートするほどの徹底ぶりである。

2．がん研有明病院国際医療室

　がん研究会は，日本初のがん専門機関として1908年に創設以来，1世紀にわたりがん克服への強い意志のもと，独自に研究や医療技術の進歩につとめ，日本のがん医療に貢献してきた。がん研有明病院は，この理念と伝統を守りながら，社会環境の変化へ対応し先進的な取り組みを続けている。同院で治療を受けるがんの患者数や手術症例数は日本最多で，年間の手術は7,700件を超えている。

　同院は，未来を担う理想のがん専門病院となるために，病院の理念・基本方針として次の使命（Mission），共有する価値観（Core Values），将来展望（Vision）を定めた。

「理念・基本方針
● 　使命（Mission）
がん克服をもって人類の福祉に貢献する

● 　共有する価値観（Core Values）

創造・革新・高質・親切・協調

● 　将来展望（Vision）

がんの診療・研究において世界に誇るがん研となる

1. 新しいがん医療の創造に努めます

2. 安全かつ質の高いがん医療を提供します

3. 患者さん中心の親切ながん医療を行います

4. 臓器別診療に基づくチーム医療を実践します

5. 人間性豊かな医療人の育成に努めます

これらに基づき，同院は最高の医療を提供するとともに，下記の「患者さんの権利」を尊重した，やさしく心の通った医療を実践している。

● 　患者さんの権利

1. 基本的人権に基づき，高質の医療を等しく受けることができます。（基本的人権）

2. 十分な説明と情報提供を受けることができます。（十分な説明と情報提供）

3. 自己の意思に基づいて診療を受けることができます。（治療の自己決定）

4. 自己の受けた診療内容を知ることができます。（情報公開）

5. 個人情報及び医療情報は十分に保護され秘密が守られます。（個人情報保護）」[8]

また，同院の外国人患者の受け入れ理念が評価され，厚生労働省平成27年度補助金事業「医療機関における外国人患者受入れ環境整備事業」のモデル拠点として選定された。同事業では，外国人患者向け医療コーディネーターや医療通訳の配置等により取得された好事例や効果測定データを活用し，日本における外国人患者受け入れの体制整備をはかることを目的としている。

　外国人患者を受け入れる窓口としての国際医療室では，外国人患者が言葉や文化の違いによる不安を感じることなく治療に専念できるよう，問い合わせか

ら治療後のフォローアップまで総合的にサポートしている。また，同院で受診を希望する外国人の患者と家族には，気軽に相談できるように，各種言語による対応も行っている。相談内容は，診療やセカンドオピニオンなどの申込予約の調整，検査や治療などの費用の案内，医療ビザ，通訳・翻訳業者の紹介，病院スタッフとのコミュニケーションなどの多岐にわたっている。

3. 東京大学医学部附属病院国際診療部

東京大学医学部附属病院は，「臨床医学の発展と医療人の育成に努め，個々の患者に最適な医療を提供する」ことを理念とする。その実現のために，「患者の意思を尊重する医療の実践，安全な医療の提供，先端的医療の開発，優れた医療人の育成」という目標を掲げている[9]。

同院は，多くの高度な手術や先端的な治療を実施しており，最高治療技術と整備を有する日本の代表的な病院の一つである。これらの医療技術を外国人患者に提供する体制を整えることが国際診療部の重要な役割である。これまで各診療科個々の対応により外国人患者が受診されていたが，国際診療部の設立を機に，同部を中心に外国人患者の渡航支援や，多言語への対応，医療文書の翻訳や経済面での相談などに対応している。

また，高度に発展してきた日本の予防医療サービスを外国人患者にも提供し，グローバルな連携に基づく教育・研究・診療面でのさらなる国際貢献・国際交流の促進を目的として，2020年4月より国際検診センターを開設した。

同センターは，特定機能病院でもある大学病院としての高度な医療提供体制を生かしつつ，科学的根拠に基づく総合的検診プランを通じて，質の高い予防医学・医療を提供するとともに，院内の各診療科との緊密な連携により，検診者の個々のニーズに寄り添う対応を行っている。また，海外医療機関との連携を通じて，予防医療・医学の海外への教育と普及も目指している。

外国人患者の受け入れのみならず，臨床教育面でのグローバル化を実現することも重要である。そのため，同院は海外からの招聘医師や高度医療修練を目的として訪れる医師らが，国籍などの背景に依らず手術・インターベンション

の施行やデモンストレーション，あるいは，技術の習得を日本人医師らと同様にできるような体制を整備し，併せて同院で活動する若手医師や参加型臨床実習を行っている学生医師らと交流する環境を実現することを目指している。

そして，グローバル化は医師のみならず，メディカルスタッフを含む幅広い病院職員の国際的な対応能力の向上も不可欠である。そのため，同院では，語学研修プログラムや様々な国際交流の実践を通じて人材養成を図り，国際的に認められるさらなる発展を遂げることができるよう尽力している。

小　括

メディカルツーリズムの推進に当たって，日本では，医療機関における外国人患者の受入実態調査や，「病院のための外国人患者の受入参考書」の作成と配布，外国人患者受け入れにおける事例紹介セミナーの実施，ホームページ，カタログ，パンフレット，動画等を通じた海外への情報発信や，海外イベントにおけるブース出展などの取り組みを行ってきた。一方，既述のように，日本におけるメディカルツーリズムは産業としての成熟度がまだ低いという現実がある。

特に医療の国際化を目指していくためには，受け入れ体制の整備，診療価格の明瞭化，海外における日本医療サービス認知度の向上が求められる。そのため，医療渡航支援企業や医療機関への支援，および外国人医療渡航支援の強化が不可欠である。特に医療機関においては，多言語応対能力をはじめ，これらの情報をホームページやSNSツールを通じて発信し，必要に応じて旅行会社との提携，現地出張所や代理オフィスの設置，外国人向け医療コーディネーターの配置などが求められる。

新型コロナウイルスの感染拡大を機に，メディカルツーリズムを推進するアジア諸国では，各レベルの国際間の人的移動に対する規制を余儀なくされ，外国人患者の受け入れ規模の縮小がみられた。その中で，日本市場は良質な医療サービスと高い医療技術をもとに，今後もその優位性の発揮が期待される。そのため，特に受け入れ環境を有し，外国人患者の受け入れに前向きな医療機関

を中心に，率先した受け入れの拡大を通じて，市場を育てていくことが重要で
あろう。また，自由診療を前提とするメディカルツーリズムは，国のサポート
と医療機関の受け入れ体制の整備も不可欠である。アフターコロナを見据えて，
日本は，医療技術の一層の向上と様々な医療イノベーションを通じて，メディ
カルツーリズム先進国を目指していく良いチャンスになると考えられよう。

注
1）　厚生労働省「医療の国際展開」を参照
2）　e-Stat データを参照
3）　国土交通省観光庁「医療観光・医療の国際化に関する関係省庁連携について」
　　を参照
4）　日本経済新聞「医療ツーリズム　国内市場 5500 億円規模」2019 年 10 月 19 日
　　を参照
5）　PET（Positron Emission Tomography）検査とは，治療前にがんの有無や広が
　　り，他の臓器への転移がないかを調べたり，治療中の効果を判定したり，治療
　　後の再発がないかを確認するなど，様々な目的で行われる精密検査。
6）　亀田総合病院公式サイト　http://www.kameda.com/about/vision/index.html
　　（2022 年 11 月 10 日閲覧）を参照
7）　亀田総合病院「2008 年度事業報告」を参照
8）　がん研有明病院公式サイト　https://www.jfcr.or.jp/hospital/about/philosophy.
　　html（2022 年 11 月 10 日閲覧）を参照
9）　東京大学医学部附属病院公式サイト　https://www.h.u-tokyo.ac.jp/about/
　　houkoku/（2022 年 11 月 10 日閲覧）を参照

第5章　増加する訪日中国人患者の背景と現状

　前章で見てきたように，日本におけるメディカルツーリズムの展開は，必ずしも順調に進んでいるわけでなく，むしろ観光立国に合わせて見切り発車的な印象が強かった。それにもかかわらず，メディカルツーリズムの推進を機に，日本の医療サービスの利用を目的とする中国人患者が増え続けていた。その背景には，近年，中国における健康や医療に対する国民意識の向上に伴った医療需要増加のほかに，中国医療現場で見られる「看病難」「看病貴」という特殊要因がある。

　本章では，中国国内の医療現状と中国人患者が日本を主要海外医療サービス利用国として選んだ背景を整理する。

第1節　訪日中国人患者の増加

　既述のように，日本におけるメディカルツーリズムが開始後，訪日中国人観光客の増加に伴って，健診や健康増進に関する医療サービスの利用，いわゆる「健診＋観光」といった広義のメディカルツーリズムを利用する中国人観光客が増えるようになった。そして，2011年以降，日本の医療ビザの発給を受けて，治療目的の中国人患者の増加が目立ち，医療ビザ受給者のうち，8割が中国人患者を占めたほどの割合となった。この事実から，日本における狭義のメディカルツーリズムの発展は，中国人患者によるところが大きいことが分かる。

1. 中国人患者による海外医療サービスの利用現状

　図表5-1で示されるように，中国における海外医療サービスの利用者数は，2017年の60万人から，ピークの2019年の98万人に達し，2020年以降，新型コ

図表5－1　中国における海外医療受診患者数の推移（単位：万人）

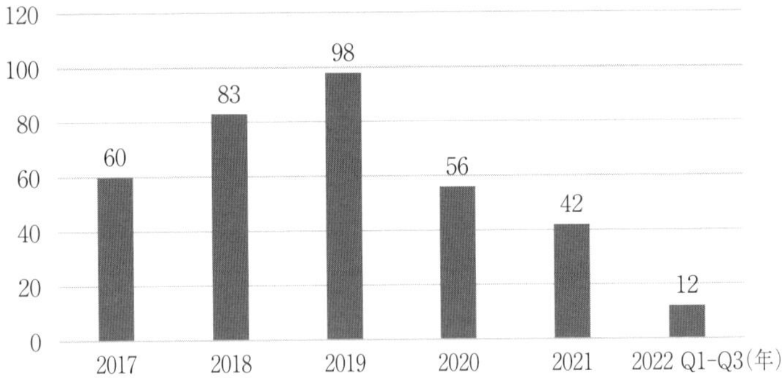

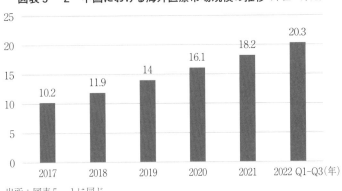

出所：中国智研瞻産業研究院2022年より

図表5－2　中国における海外医療市場規模の推移（単位：万元）

出所：図表5－1に同じ

ロナウイルス感染症の影響で人数の大幅な減少があったにもかかわらず，それでも2021年には42万人の中国人患者が海外の医療サービスを受けていた。併せて，海外医療の市場規模は2017年の10.2万元から2022年（第3四半期）までの20.3万元に拡大し，わずか6年で倍増するほどの成長ぶりを見せた（図表5－2）。

2022年中国海外医療業界分析報告によると，中国人患者が海外医療サービス利用目的に関して，重症治療は40.2％で，最多を占めた。その次は，健康診断（28.0％），出産補助（14.6％），医療美容（12.2％），その他（4.9％）の順である（図表5－3）。

図表5－3 中国人患者海外医療受診類型別の割合（%）

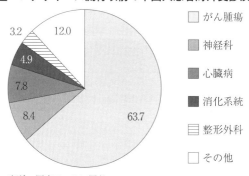

□	重症治療
▨	健康診断
▨	出産補助
■	医療美容
□	その他

出所：「2022年中国海外医療業界分析報告」より

図表5－4 新型コロナウイルス流行以前の中国人患者海外受診疾病別の割合（%）

□	がん腫瘍
▨	神経科
▨	心臓病
■	消化系統
▤	整形外科
□	その他

出所：図表5－3に同じ

　また，新型コロナウイルスが世界規模流行前の中国人患者による海外受診の
疾病別の状況では，がん腫瘍（63.7%），神経科（8.4%），心臓病（7.8%），消化系
統（4.9%），整形外科（3.2%），その他（12.0%）の順であり（図表5-4），圧倒的
にがん腫瘍の割合が高いことが分かる（図表5-4）。

　一方，中国人患者による海外医療利用国別（2019年）では，米国70.0%，日
本19.2%，イギリス8.7%で，米，日，英3国が約98%を占めた（図表5-5）。

　このような海外医療サービスの利用目的に関しては，報告書では，以下の要
因がまとめられた（図表5-6）。

図表 5 − 5　2019 年中国人患者海外医療受診国別の割合（％）

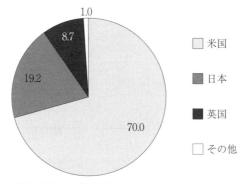

出所：図表 5 − 3 に同じ

図表 5 − 6　中国人患者海外医療サービスの利用目的

1	国内での治療効果が思わしくない，海外でより良い治療を受けたい
2	国内では治療できない（病状が確認できない。治療に使える薬がない。リスクが高く，国内病院が受けてくれない）
3	経済的余裕があり，国内での治療よりも直接海外の治療を受けたい
4	国内治療では不可逆の損失をもたらす。例えば，眼球の摘出，乳房の切除など
5	海外である新薬を使用したい／新薬臨床実験に参加したい

出所：図表 5 − 3 に同じ

　このように，海外に医療サービスを求める中国人患者の増加は，中国の医療現場を見たとき，特に前述した「看病難」「看病貴」が大きく影響している。これまで都市部や農村部において様々なレベルの医療改革を行い，対策を打ち出してきた。しかし，「看病難」「看病貴」に有効な対策にはならなかった。むしろ時間がたつとともに，問題の深刻さが増していく。これらは，特に海外旅行に慣れている一部の富裕層の間に，海外旅行のついでに健診や治療予防などの医療サービスの利用を機に，海外の医療サービスに好感や安心感を持てるようになり，やがて海外の医療機関で治療や手術を受けたくなるニーズが生まれたのである。

　また，これらのニーズを吸収する形で生まれたのは，医療渡航支援企業が提供するフルセット型の海外医療サービスである。つまり，もともと国際医療に

抵抗感を持たない一部の中国人患者は，フルセット型の海外医療サービスの提供によって，患者の国際医療に対する心理的ハードルを大幅に下げてしまい，医療サービスが充実し，医療技術に定評のある海外の病院に患者を集中させる結果となった。そして，中国人患者の国際医療利用の目的も当初の健診，病気予防などの広義のメディカルツーリズムから，重病・難病の治療，外科手術といった狭義のメディカルツーリズムまで広がり，中国における本格的な海外医療サービス市場の誕生につながった。

2.　中国人患者による日本医療サービス利用の背景（がん治療の事例）

　複雑な申請手続きと厳しい要件にもかかわらず，中国人患者は様々なチャネルを通じて日本の医療情報を収集し，高額な医療費を払ってまで来日する背景には，①都市部を中心に富裕層の増加，②日本の医療サービスに関する情報の入手しやすさ，③安心して利用できる日本の医療サービス，医療技術があるなどがあげられる。

　一方，日本におけるメディカルツーリズムの強みは，特定非営利活動法人国際医療支援機構の紹介に，以下の記述がある。

　　　日本には，「高度な技術と最新の設備」「再生医療」「低侵襲医療」そして「繊細できめ細やかな治療」など世界に類を見ない素晴らしい高度医療があるにもかかわらず，国内需要に重点をおいてきました。
　　　国際医療支援機構は，PET-CT や MRI などの最先端医療設備と高度な読影・読像技術を誇る日本でも有数の医療機関と，医師・看護師等有資格者を中心とする医療通訳士をコーディネートする役割を担っています。[1]

　つまり，これらの最先端な医療技術と日本式の行き届いた医療サービスをもとに，多くの中国人患者が魅力を感じたと考えられる。特にがん治療に関しては，OECD の紹介があったように，日本は，「プライマリケアの質は良い」，「病院医療の質も良い」，「ガン生存率も高い」などの強みがある[2]。これらは，中

82

図表5－7　日本におけるメディカルツーリズムの強み

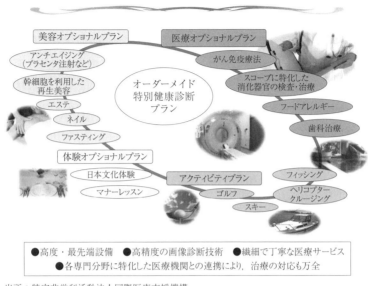

出所：特定非営利活動法人国際医療支援機構
　　　http://isc-medical.org/medical-tourism/（2022年10月20日閲覧）より

国国内では治療が難しいとされる重病や難病に関する治療情報は，中国人患者にとって大変有益な情報であり，日本で治療を受けたいという潜在的ニーズにつながったと推察される。

　実際，中国人死因別の死亡数割合をみると，がん（26.1％），心疾患（22.6％），脳血管疾患（20.6％）のように，がんをトップに3大疾患の死因のみで全体のおよそ7割を占めている（図表5-8）。

　特にがんの死亡率が高い理由について，国家ガンセンターは，①がんの予防，②がんの早期発見，③がんの治療方法，④正しい情報や知識の普及啓発において課題があるとしている。中国では，国による食生活の指導などがん予防の対策が進んでいない上，定期健康診断は法律で義務付けられていない[3]。そのため，がんの早期発見が難しく，発見されたとしても高額な医療費や治療方法・技術の問題から治療がうまく進まないケースが多い。

　中国人がん罹患者の多い部位は，男女ともに肺，肝臓，胃が3大部位になっ

図表 5 - 8　中国人死因別の死亡数割合（2016 年）(%)

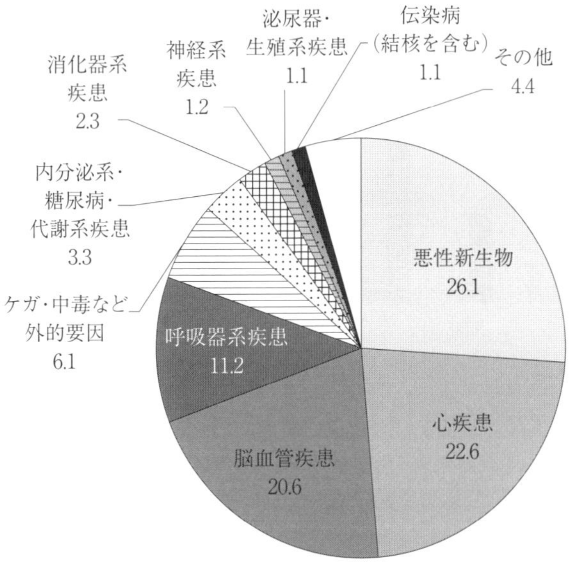

出所：『2017 年中国衛生和計画生育統計年鑑』2017 年より作成

ている（図表5-9）。それによって，都市部では，男性の29％，女性の23％，全体（男女合計）では26.44％ががんで死亡する[4]と発表されている。

　一方，日本と中国のがん罹患者の5年生存率を比較した場合（図表5-10），中国のがん5年生存率は日本のほぼ半分の30.9％で，肺がん（16.1％），肝臓がん（10.1％），胃がん（27.3％），食道がん（20.9％）とも日本の半分以下となっている。また，女性のがん罹患率が高い乳腺がん（73.0％），甲状腺がん（67.3％）では，5年生存率が日本，中国とも相対的に高いが，それでも日本の5年生存率はそれぞれ中国より10％以上高くなることが分かる。日本のがん生存率が

図表 5 - 9　がん罹患者が多い部位

	1 位	2 位	3 位	4 位	5 位
男性	肺	肝臓	胃	食道	結腸・直腸
女性	肺	肝臓	胃	結腸・直腸	乳腺

出所：中華医学会「中国悪性腫瘍学科发展报告」2017 年より

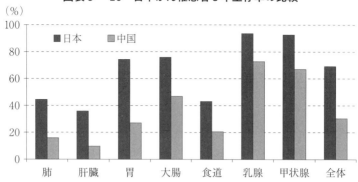

図表5－10　日中がん罹患者5年生存率の比較

注：中国の大腸の5年生存率は，結腸（47.2％）のもので，直腸の場合は48.0％
出所：（日本）国立がん研究センター「全部位全臨床病期の5年相対生存率」
　　　（中国）国家癌症中心編『中国肿瘤登记工作指导手册』人民衛生出版社，2016
　　　年より

　高い背景には，早期発見や集約的診断のほかに，内視鏡下手術を始め，優れた治療技術があると考えられている。

　このように，中国でもっとも死亡率が高いがん患者は，より優れた治療技術を求めて日本の医療サービスを求めるようになったのである。

第2節　中国国内の医療事情

　中国人患者が海外の高度な医療サービスを目指す裏には，中国の医療現場で直面する問題点にも注目する必要がある。これらは，病院，病床，医師などが抱える諸問題点であり，海外で医療サービスを利用する中国人患者が増加し続ける要因と指摘される。

1．病院

　中国の医療機関は，大きく①病院（公立病院，民営病院），②基層医療衛生機関，③専門公共衛生機関という三種類に分類される。

　病院は，病床数や医療環境基準により，さらに三等級に分類される。一級医院は居住区レベルの病院で，病床数が100床未満である。二級医院は市や区レベルの病院で，病床数が100～499床である。三級医院は国家衛生部・省衛生

庁・市衛生局の管轄で，大学付属病院など病床数が500床以上の病院である。

　また，基層医療衛生機関には，社区衛生サービスセンター，郷鎮衛生院，村衛生室，クリニックなどが含まれる。

　そして，専門公共衛生機関には，さらに疾病予防管理センター，専門疾病予防治療機関，婦人児童保健機関，衛生監視センター，計画産児技術サービス機関などが含まれる。

　80年代以降の経済成長とともに，中国における医療機関数や医師・看護師の数，および病床数の増加をもたらし，医療の質の向上に貢献してきた。図表

図表5－11　中国の医療衛生機関と病床数

医療機関種類	医療機関		病床数	
	2019年	2020年	2019年	2020年
総計	1,007,545	1,022,922	8,806,956	9,100,700
病院	34,354	35,394	6,866,546	7,131,186
公立病院	11,930	11,870	4,975,633	5,090,558
民営病院	22,424	23,524	1,890,913	2,040,628
病院のうち：三級病院	2,749	2,996	2,777,932	3,002,503
二級病院	9,687	10,404	2,665,974	2,718,116
一級病院	11,264	12,252	651,045	712,732
基層医療衛生機関	954,390	970,036	1,631,132	1,649,384
※社区衛生サービスセンター	35,013	35,365	237,445	238,343
※政府系	17,374	17,330	169,887	179,967
郷鎮衛生院	36,112	35,762	1,369,914	1,390,325
※政府系	35,655	35,259	1,353,199	1,370,674
村衛生室	616,094	608,828	—	—
クリニック	240,993	259,833	400	564
専門公共衛生機関	15,924	14,492	285,018	296,063
※疾病予防管理センター	3,403	3,384	—	—
専門疾病予防治療機関	1,128	1,048	41,077	42,323
婦人児童保健機関	3,071	3,052	243,232	252,920
衛生監視センター	2,835	2,934	—	—
計画産児技術サービス機関	4,275	2,810	—	—
その他	2,877	3,000	24,060	24,067

※は上段に含まれる数字
出所：中国政府網「2020年我国衛生健康事業発展統計公報」http://www.nhc.gov.cn/guihuaxxs/s10743/202107/af8a9c98453c4d9593e07895ae0493c8.shtml より

5-11 で示されるように，国家衛生健康委員会が公表した「2020 年我国衛生健康事業発展統計公報」では，2020 年末現在，中国には 35,394 の病院，970,036 の基層医療衛生機関および 14,492 の専門公共衛生機関を含む，計 1,022,922 の医療機関がある。

　一方の医療環境の充実度合いを示す病院の数を見ると，医療施設の総数は 1985 年以降大きな変化がなかった（図表 5-12）ことが分かる。つまり，医療施設の総数および，高度な医療水準が求められる病院の割合は，経済成長に伴った国民健康需要増に見合った成長を実現できていないと言える。

　この事実は，実際に医療施設の中で最も高い割合を占めたのは，基層医療衛生機関に所属する村衛生室であることから説明される。2020 年末現在，村衛生室の総数は 608,828 で，医療機関総数に占める割合は 59.5％に達している。これは，中国医療機関の約 6 割が村レベルのクリニックにとどまっていることを意味し，高い医療の質を維持するために，必要な医療水準とはまだ程遠いと言わざるを得ない。

　実際に，中国で一定の医療水準を維持しているのは 3.5 万か所の病院である。これらの医療機関は大抵人口密度の高い都市部に集中しており，中小都市や農村部の住民にとって，「看病難」を容易に解決できない理由が推察される。

　もちろん，人口の多い省・市に対して，国は医療施設を多く設置するための施策があるが，その中身は高度な医療水準を持たない郷鎮衛生院レベル的なものが多く，高度な治療需要に対する圧力の軽減にはなっていないのが現状である。結果的に，多くの重病患者は数少ない都市部の総合病院に集中する状況を作り出し，「看病難」をエスカレートさせていく。

2．病床・医師

　医療水準を評価するにあたって，病床数，医師の技術も重要な指標である。図表 5-13 で示すように，全国医療機関病床数は，2015 年の 701.5 万床から 2020 年の 910.1 万床に増えたが，同期間の伸び率は逆に 6.3％から 3.3％に低下し，国民健康需要が増え続けていく中，病床数は相応の伸び率の実現になっていな

図表 5 － 12　中国衛生施設数と病院が占める比率の推移

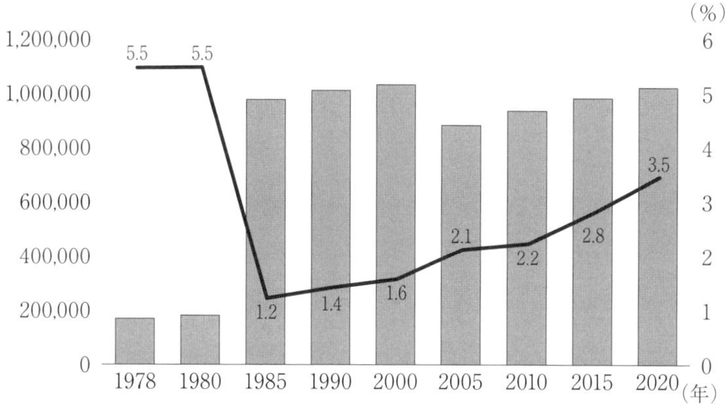

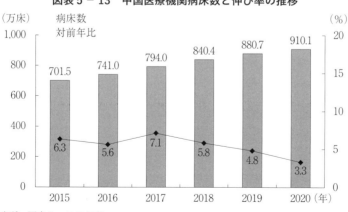

出所：中国国家統計局『中国統計年鑑』各年版より作成

いことが分かる。

　特に入院治療を必要とする患者は基層医療機関で受診後，より大きい病院に
転院治療が勧められても，病床不足のため，多くの患者が適切な治療を受けら
れていない可能性が推察される。

　医療産業の発展は，必然的に医療人材に対する需要増につながる。2015 年か
ら 2020 年期間中，中国における医師の数は 303.9 万人から 408.6 万人の 1.3 倍増，

図表 5 － 13　中国医療機関病床数と伸び率の推移

出所：図表 5 － 11 に同じ

看護師は 324.1 万人から 470.9 万人の 1.5 倍増，その他の医療従事者は 172.7 万人から 188.3 万人の 1.1 倍増となり，それぞれが増え続けてきた（図表 5 - 14）。

また，人口 1,000 人当たりの医師の数も同期間の 2.2 人から 2.9 人に上昇した（図表 5 - 15）。ちなみに 2019 年に発表された OECD 人口 1,000 人当たり医師数は，OECD 平均では 3.5 人で，日本では 2.4 人であった[5]。医師の数に限ってみれば，中国は OECD 諸国に劣るものの，日本に比べ決して遜色がある数字ではないと言える。

しかし，医師資格を取得するための必要年数と内容を見た場合，中国は諸外国と様々な違いが存在する。例えば，日本の場合，6 年制の医学部で専門知識

図表 5 - 14　中国医療従事者数の推移

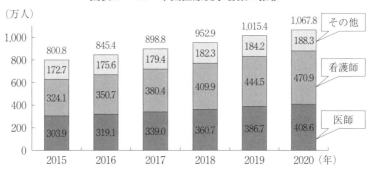

出所：図表 5 - 11 に同じ

図表 5 - 15　中国人口 1,000 人当たりの医師数の推移

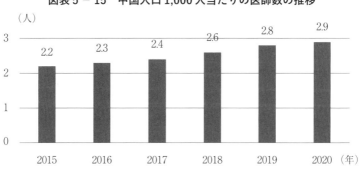

出所：図表 5 - 11 に同じ

を身につけた後，国家試験にパスし，2 年以上の研修をこなして最短 8 年で医師になれる。

　一方の中国の医師資格試験受験者は，医学部卒業生と専科卒業生に大別される。医学部卒業生は，さらに本科生（4 年），臨床本科生（5 年），修士（7 年），博士（8 年）のように分類される。4 年本科生の場合，卒業後，医療機関で 1 年以上のインターンを経験した後，受験資格が得られ，最短 5 年で医師になれる。また，専科卒業生は 3 年制で，卒業後，医療機関で 5 年以上の実務経験を積んだ人は受験資格が得られ，最短 8 年で医師になれる。

　中国産業信息網の発表によると，2009 年から 2018 年までの 10 年間，大学医学部本科卒業生は 5,909,023 人，専科医学卒業生は 4,582,763 人であった[6]。この数字から，中国の若い医師の半数近くが専門学校レベルの教育にとどまっていたことが分かる。

　もちろん，教育の年数で医療技術のレベルを判断するのは早計であるが，医学部本科生出身の医師は大抵病院勤務を選び，なかでも三級医院に集中する傾向がある。これらは，患者が病院を選ぶとき，医師や設備などを重要な選択基準とするため，質の高い治療を受けられる都市部の大病院，特に三級医院を優先的に選ぶ傾向が現れる。つまり，限られた優秀な医師が在籍するとされる都市部の大病院に患者が集中しやすい状況を作り出し，その結果，大病院では，受付や受診のために，長時間を待たなければならず，そして，医師やスタッフが疲労困憊の常態化を作り出したのである。

3.　民営病院

　このような病院や医師などの医療資源の不足に対して，中国では数々の医療改革が進められてきた。そのうちの一つは，民営病院の促進策である。80 年代民営病院の設立が認められて以降，民営病院への投資促進を目的に，2010 年を機にこれまで禁止されていた外国資本による民営病院への投資が許可されるようになった。これらの施策が功を奏し，2015 年に民営病院の数が初めて公立病院を上回った。2020 年には民営病院は公立病院のほぼ 2 倍になってい

90

る（図表5－16）。

　しかし，それでも患者が公立病院に集中し，民営病院は陰の存在であるという状況を変えることはなかった。その理由は，民営病院のほとんどが病床を持たない小規模の診療所であったからである。このように，これまで民営病院の規模が拡大してこなかったことには，以下の要因が考えられる。

　まずは優秀な医師の確保が困難である。公立病院を離れると，医師としてのキャリアパスが中断されるため，医師はなかなか民営病院への移籍に応じようとしないのである。また，他の病院とのかけもちには在籍する病院の許可が必要であり，一方の公立病院側でも人手不足に苦しんでいることが多く，なかなか許可を出さない傾向にある。そのため，かけもちに応じてくれる医師でさえ確保が難しい状態にある。

　次に患者が集まりにくいことである。従来から民営病院には医療技術の高い医師が少なく，信頼度も低いとされるため，患者に敬遠されがちな存在である。仮に優秀な医師を確保できたとしても，その人件費に見合うだけの患者の確保も容易ではない。実際に2020年各種病院医師一日当たり診察した患者数をみると，公立病院が6.3人に対して，民営病院は4.3人にとどまっており（図表5－17），民営病院が有効に活用されていない実態が分かる。

　そして，経営環境が厳しいことである。民営病院は一般営利企業と見なされ，

図表5－16　中国における公立病院と民営病院の数の推移

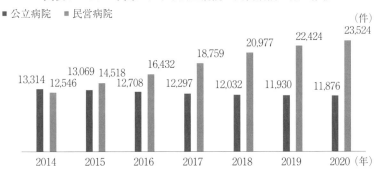

出所：国家衛生健康委員会『中国衛生健康統計年鑑』各年版より作成

図表 5 - 17　公立病院と民営病院医師一日当たり診察
　　　　　　患者数

医療機関別	医師一日当たり診察（人）	
	2019 年	2020 年
病院平均	7.1	5.9
公立病院	7.6	6.3
病院のうち：三級病院	7.9	6.3
二級病院	6.8	5.8
一級病院	5.4	4.5
民営病院	5.0	4.3

出所：中国政府網「2020 年我国衛生健康事業発展統計公報」より

　公立病院より高い税率の負担を強いられる。加えて，許認可手続きの煩雑さや用地取得の難しさなどがあり，公立病院に比べ多くの側面から不利な扱いを受けやすい現状である。

　このように，本来は，民営病院と公立病院とは補完し合う関係にあり，公立病院が応えられない患者の医療ニーズを民営病院が補う機能を果たす必要がある。しかし，民営病院の設備，規模，医療水準のどれを見ても，これらの機能を必ずしも十分に果たしているとは言えない。特に民営病院は利益を確保するために，所得の高い都市部に立地を選ぶ傾向がある。これは，都市部の患者に一定の利便性をもたらすかもしれないが，もともと都市部の患者は医療水準の高いとされる公立病院を優先的に選ぶ傾向があるため，都市部に民営病院を構えても，公立病院を優先的に選ぶ患者がただちに民営病院に見てもらうことも期待できない。その結果，公立病院の過重負担は民営病院がその一部を分担するという役割も果たせず，公立病院における受付難，治療難，入院難という状態も簡単に解消できないと言わざるを得ないのであろう。

第3節　近年における中国の医療動向

　他方，国民の健康意識の向上に従って，中国社会における健康支出額も持続的な上昇傾向を見せている。図表5-18は2000年以降の国全体の健康支出の推移を示したものである。健康支出総額は，2000年の4,586.6億元から2020年

の72,175.0億元に拡大し，同期間に15倍以上の支出増となったが，その内訳として，政府健康支出は同期間の15％程度から30％超に拡大し，また社会健康支出も同25％程度から42％まで拡大した。そして，個人健康支出は同期間の約60％から28％に半減し，国民健康需要の増大は，政府や社会がその増分を分担していることが分かる。

　このように医療費支出が急速に増加する背景には，中国社会における高齢化が進むほか，がん，心血管疾病などの患者が増え，疾病構造が次第に欧米型に変化してきていると指摘される。また，医療制度に市場原理が導入され，診療報酬や薬剤単価などが病院サイドで一定の裁量権を持てるようになったため，医療費の上昇につながったとされる。

　現状では，基礎的な診療報酬や薬価などについては政府が価格を管理しているが，高度な治療を要する疾病に対して，患者に高額な請求を行うことは病院側の裁量権が認められているので，「看病貴」という言葉が生まれた背景にもなる。特に三級医院などの等級の高い病院においては，患者の集中を避けるために，患者の自己負担の割合が高くなるように医療費を設定し，医療費を通じて，患者の来院に制限をかけようとする意図がある。

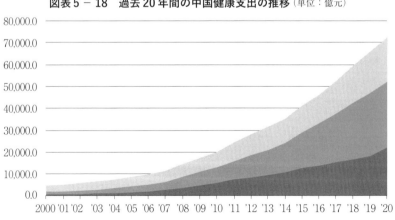

図表5－18　過去20年間の中国健康支出の推移（単位：億元）

出所：『中国統計年鑑』各年版より筆者作成

1.　保険制度

　保険制度に関しては，中華人民共和国誕生後，国民皆保険を目指して公的医療保険制度の改革・整備を進めてきた。ただし，同じ国民皆保険を目指してきた日本と比べると，図表5-19のような違いが存在する。

　まず，日本の制度の大きな特徴は，国民全員を公的医療保険で保障すること，全国どこの医療機関でも自由に受診できるフリーアクセスであること，全国どこでも医療費はほとんど変わらず，同じレベルの医療サービスが受けられることなどがあげられる。それに対して，中国の医療制度は戸籍や就業の有無によって加入できる制度が2つに分かれ，公的医療保険制度でありながら，強制加入と任意加入が並存している。

　また，日本のように患者の希望で全国どこでも受診できるフリーアクセスではないが，自分が保険料を払っている地域以外で受診する場合は，全額自己負担が原則であること，病院のレベルなどによって自己負担額が異なる点なども特徴としてあげられる。つまり，中国では，公的医療制度によって基本的な医療サービスは保障されているというものの，より良い病院，医師，薬によって，そしてよりレベルの高い医療サービスを求める場合，医療費の負担も高額になる傾向がある。

図表5-19　日本と中国の医療保険制度

	保険制度	外来時の自己負担
日本	国民皆保険制度：国民全員が対象	原則3割負担 ※年齢や所得によって1割，もしくは2割負担
中国	基本医療保険制度 ●都市職工基本医療保険（強制加入）：都市で働く会社員（農村戸籍者も含む），自営業者，公務員が対象 ●都市・農村住民基本医療保険（任意加入）：高齢者，非就労者，学生・児童，農村部住民，都市職工基本医療保険の被保険者に扶養されている家族が対象	地域ごとに制度の運営方法が異なるため，給付限度額・自己負担割合などが異なる。また，他地域で受診する場合は原則全額自己負担（一部償還も可能）となっている

出所：（日本）厚生労働省・（中国）国務院「国務院関於集成城郷居民基本医療保険制度的意見」2020年資料より筆者まとめ

　中国国民皆保険制度の発展歴史をたどってみると，1951年に都市部の国営企業を対象とした医療保険が導入されてから，今日まで70年間をかけて制度を整えてきた。その間，2009年からは農村戸籍の非就業者に対して新型農村養老保険を，2011年からは都市戸籍の非就業者に対して都市住民養老保険の試行的な実施を開始し，そして，都市住民養老保険および新型農村社会養老保険として，2012年末までに全国民へのカバーを実現し，2020年に国民皆保険目標の実現にたどりついた。

　中国政府の発表によると，2020年末現在，基本医療保険の対象者数は13億6,100万人に達し，人口の95％以上をカバーしている。また，同年の基礎医療保険基金（出産保険を含む）の総収入と総支出はそれぞれ2兆4,638億元と2兆949億元であり[7]，収支バランスがとれている現状と言えるが，長い目で見たとき，中国も日本と同様に少子高齢化が進んでおり，特に今後高齢者人口の急増が予測されている。これは，病院，病床，医師，看護師などの施設と人員の不足をもたらすだけでなく，医療保険でカバーしきれない患者個人負担の増加は，一部の富裕層を中心に海外医療サービス利用に拍車をかける可能性が高いとみられる。

2. 「健康中国2030」

　中国国務院が2019年7月15日に発表した「健康中国実施行動意見」（以下は「意見」）によると，中国では工業化や都市化，高齢化の進展に伴って，心臓・脳・血管疾患，がん，慢性呼吸器疾患，糖尿病などが増加しており，これら生活習慣病による死亡者が総死亡者の約9割，コスト負担が総疾病負担の7割以上になっている[8]。

　こうした現状の改善に向けた「意見」では，生活習慣改善や健康に関する知識の普及などに取り組みの重点が置かれた。具体的には，健康に関する知識の普及や禁煙（分煙，減煙を含む）の推進など，健康全般を改善する総合的施策，小中学生や妊婦，高齢者などの重点集団への対策，4大生活習慣病と感染症の予防などの特別対策を実施する。そして，2030年を主要な実行目標全ての到達時期とし，高所得国のレベルに達するとされる。

　上記の実行目標の中，特に「健康保障の改善」に含まれる「医療保険制度の整備」「医薬品供給保障制度の整備」が注目される（図表5-20）。

　なかでも，「医薬品・医療機器流通制度の改革」では，医薬品・医療機器流通企業をサプライチェーンの上流・下流に拡大して流通システムを形成することに関して，下記の記述がある。

・医薬品の電子商取引を標準化して医薬品の流通チャネルと開発モデルを豊かにする
・最新の物流管理と技術を適用して流通ネットワークとトレーサビリティシステムを改善
・医療機関における医薬品・消耗品の調達主体を明確にして共同調達を奨励する
・医薬品価格交渉の国家メカニズムを改善する
・医薬品の工場価格情報のトレーサビリティメカニズムを確立する

図表5-20　「健康中国2030」における主要な実行目標

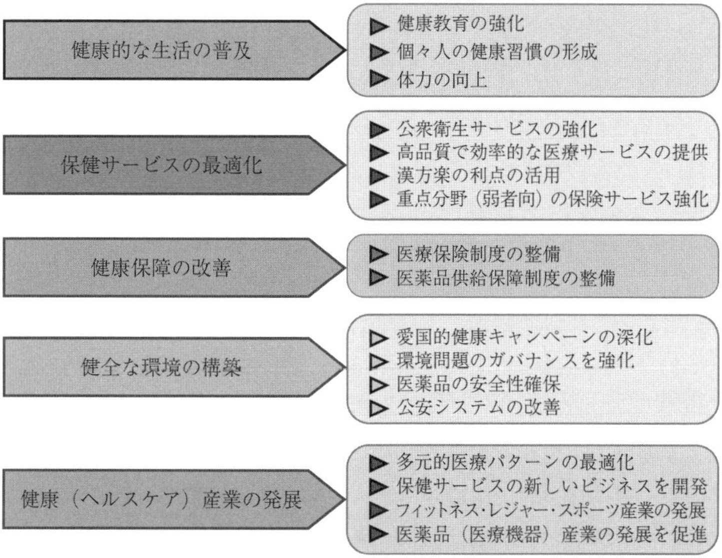

出所：中共中央国務院『"健康中国2030"規划綱要』2016年10月25日

・医薬品不足の安全・早期警告を強化し，医薬品備蓄制度と緊急供給メカニ
　ズムを整備

　これに合わせて，2020年9月に国家医療保険局から，医薬品の入札・調達
プラットフォームに係るネットワーク，入札，調達，取引，決済，支払い，評
価，その他のプロセス全体のサービス機能（科学的管理，データ監視，情報リンク，
政府サービス，統計分析，意思決定支援等）の予備テストフェーズが完了し，試
運転段階に入ったとの公式通知が出された。

　このように，「健康中国2030」に基づく改革の中で，医薬品供給のための国
家調達プラットフォームが確立して国家レベルの集中購買がより徹底するとな
れば，長年の課題である「看病貴」の問題は，薬価の引き下げを機に，一部の
緩和効果が期待される。

小　括

　本章は，中国人患者による海外医療サービス市場の拡大，特に日本のがん治
療を事例に考察した。また，中国人患者による海外医療サービス利用者の増加
の背景に，中国国内の医療事情である「看病難」「看病貴」という特殊要因が
ある。具体的には，医療施設や，優秀な医師，看護師などの不足が最大の原因
である。つまり，これらの事情を背景に，中国人患者の海外医療サービス利用
が増え続けてきたのである。

　現段階，「看病難」「看病貴」という中国の特殊な医療事情に対して，短期的
に有効な解決策が見いだせないのが現状である。その中，一部の富裕層を中心
に海外の医療サービスを利用する根強い需要がこれからも続くとみられる。

　一方，新型コロナウイルスの影響を受け，メディカルツーリズムを推進する
アジア諸国では，各レベルの国際間の人的移動に規制を余儀なくされた。その
結果，世界のメディカルツーリズムの先行きがほぼ予測不能な状態に陥ってい
る。その中，日本は良質な医療サービスと高い医療技術を有効に活用すれば，
今後においてその優位性の発揮が期待される。

　そのために，特に外国人患者の受け入れに前向きな医療機関を中心に，率先

した受け入れの拡大を通じて，市場を育てていくことが不可欠であろう。自由
診療を前提とするメディカルツーリズムは，国のサポートと医療機関の受け入
れの拡大を通じて，健全な市場として成長していくと期待される。

　また，心臓・脳・血管疾患，がん，慢性呼吸器疾患，糖尿病などの治療に高
度な技術を蓄積している日本の病院は，国際医療のアウトバウンドを通じて，
中国への進出も有望な選択肢の一つとして考えられる。その際，中国の民営病
院との連携が不可欠であろう。既述のように，中国政府は民営病院の発展に力
を入れ始めており，新病院の建設は公立病院より民営病院（外資系含む）を優先
し，医師の多拠点就業制限の撤廃，非公立病院の診療報酬の自由化などの政策
を次々と打ち出している。これは，中国の民営病院の存在価値を見直す良い機
会と捉えられる。

　「レベルの高い医師の確保が困難」，「患者が集まりにくい」，「厳しい経営条
件」などは，これまで民営病院が抱える課題である。今後，外資の進出を受け，
外資との共同経営によるこれらの課題の克服，そして，自由診療が認められる
民営病院の優位性を有効に活用することができれば，民営病院と外資による「技
術と市場の交換」を通じて，両者のウィンウィン関係から，新しい時代に合っ
た医療の国際化を構築することは，日中双方にとっても合理的な選択肢になる
のではないかと確信している。

注
1)　特定非営利活動法人国際医療支援機構 http://isc-medical.org/medical-tourism/
　　（2022 年 10 月 20 日閲覧）を参照
2)　OECD 雇用局医療課藤澤理恵「図表でみる医療 2019：日本」p.24 を参照
3)　中国では 2015 年に「がんの予防・治療に関する 3 年行動計画 (2015-2017)」
　　を発表し，がんの早期発見や早期治療，情報や知識の普及に関する言及があった。
4)　『2016 中国衛生・計画生育統計年鑑』を参照
5)　「OECD Health Statistics 2019」を参照
6)　中国「1950-2018 年医学専攻卒業者統計」（2022 年 7 月 22 日閲覧）を参照
7)　中国国家医療保障局「2022 年医療保障事業発展統計快報」を参照
8)　中国国務院，2019 年 7 月 15 日「健康中国実施行動意見」を参照

第6章　訪日中国人患者へのアンケート調査

　前章で考察してきたように，中国では，「看病難」「看病貴」および，都市部に病院が集中するという特殊な医療事情と課題を抱えている。これらの現状に対して，一部海外旅行に慣れている富裕層を中心に次第に海外医療サービスの利用に目を向けるようになり，日本の高度な医療サービスを目指して，日本を訪れる中国人患者が増えつつある。

　本章では，より正確に中国人患者による海外医療サービスの利用実態を把握するために，日本でのメディカルツーリズムの経験者を中心にアンケート調査を行った。

第1節　アンケート調査の概要と目的

　本アンケートは，日本でメディカルツーリズムを経験した中国在住者102名を対象に，2022年9月〜10月の間にオンライン調査を実施した[1]。調査目的は，中国人患者の日本での医療サービス利用の実態を明らかにすることにより，

　①　日中間におけるメディカルツーリズムの展開に潜在性がある，

　②　訪日中国人メディカルツーリストの増加は日本におけるインバウンド観光の振興，地域経済の活性化の促進力になる，

ということを検証し，検証結果から，序章で言及した本書の3つの仮説のうち，「中国は日本のメディカルツーリズム推進の原動力である」ことを実証することである。

　上記目的を達成するために，本アンケートは，下記の5つの部門に分けて設問し，調査を実施する。

　第1部門：回答者の属性（設問 No.1〜4）

第2部門：日本のメディカルツーリズムの利用（設問 No.5〜15）

第3部門：日本のメディカルツーリズムにかかった費用（設問 No.16〜18）

第4部門：日本の医療サービスに対する満足度（設問 No.19〜34）

第5部門：今後も日本のメディカルツーリズムの利用（設問 No.35〜40）

第2節　アンケート調査の回答内容

第1部門の回答者の属性（設問 No.1〜4）に関して，以下の回答が得られた。

No. 1　性別

回答	回答数	比率（％）
男性	66	64.71
女性	36	35.29
有効回答数	102	

No. 2　年齢

回答	回答数	比率（％）
20-29歳	6	5.88
30-39歳	23	22.55
40-49歳	30	29.41
50-59歳	34	33.33
60-69歳	5	4.9
70-79歳	4	3.92
80歳以上	0	0
有効回答数	102	

No. 3　出身地域

回答	回答数	比率（％）
沿海地区	53	51.96
内陸地区	49	48.04
有効回答数	102	

No. 4　年収

回答	回答数	比率（％）
10万元以下	9	8.82
11万元〜50万元	38	37.25
51万元〜100万元	29	28.43
101万元〜500万元	20	19.61
501万元以上	6	5.88
有効回答数	102	

　第1部門の回答者の属性から，以下の調査結果が得られる。訪日中国人患者は，男性（64.71％）がメインで，年齢的には50代（33.33％）が主流，半分以上は沿海部（51.96％）に在住し，年収11〜50万元（37.25％）が3割以上を占めた。

　これらの情報をもとに，日本におけるメディカルツーリズムの利用者は，主として中国都市部に在住する中産階級の50代男性という人物像が浮かび上がる。仮に今後もこの層が日本のメディカルツーリズムをリードするなら，中国の人口と所得から，この層に当てはまる人口の比率が高いと推察される。今後，日本側の有効な対策次第では，より多くの訪日中国人患者の誘致が可能になると考えられる。

　第2部門の日本のメディカルツーリズムの利用（設問 No.5〜15）に関して，以下の回答が得られた。

No. 5　訪日目的

回答	回答数	比率（%）
健康診断	41	40.2
治療	14	13.73
整形外科・美容外科	7	6.86
セカンドオピニオン・専門者オピニオン	6	5.88
その他	34	33.33
有効回答数	102	

No. 6　訪日回数

回答	回答数	比率（%）
1〜3回	44	43.14
4〜6回	25	24.51
7〜10回	8	7.84
11回以上	25	24.51
有効回答数	102	

No. 7　日本メディカルツーリズムを知ったきっかけ

回答	回答数	比率（%）
友人から知った	73	71.57
仲介会社から知った	4	3.92
SNS の情報から知った	6	5.88
日本病院国際部のホームページから知った	4	3.92
日本病院国際部の広告から知った	2	1.96
訪日の間に情報を手に入れた	4	3.92
その他	9	8.82
有効回答数	102	

No. 8　訪日メディカルツーリズムの回数

回答	回答数	比率（%）
1～3回	84	82.35
4～6回	9	8.82
7～10回	4	3.92
11回以上	5	4.9
有効回答数	102	

No. 9　メディカルツーリズムに参加した時期

回答	回答数	比率（%）
2010年～2013年頃	16	15.69
2014年～2017年頃	41	40.2
2018年～2021年頃	38	37.25
2021年以降	7	6.86
有効回答数	102	

No. 10　毎回メディカルツーリズムの期間

回答	回答数	比率（%）
1ヶ月未満	85	83.33
1ヶ月～3ヶ月	6	5.88
4ヶ月～半年	4	3.92
半年～1年	2	1.96
1年～3年	1	0.98
3年以上	4	3.92
有効回答数	102	

No. 11　同伴者の有無

回答	回答数	比率（％）
いる	93	91.18
ない	9	8.82
有効回答数	102	

No. 12　同伴者がいる場合，その人数

回答	回答数	比率（％）
1人	34	33.33
2人	35	34.31
3人	14	13.73
4人以上	19	18.63
有効回答数	102	

No. 13　宿泊先

回答	回答数	比率（％）
民宿宿泊施設	80	78.43
友人の家	5	4.9
仲介会社が用意した場所	7	6.86
病院が用意した場所	1	0.98
その他（自分が所有する不動産など）	9	8.82
有効回答数	102	

No. 14　メディカルツーリズムの利用方法の入手先

回答	回答数	比率（％）
友人から知った	70	68.63
仲介会社から知った	13	12.75
SNSの情報から知った	4	3.92
日本病院国際部のホームページから知った	3	2.94
日本病院国際部の広告から知った	2	1.96
訪日の間に情報を手に入れた	2	1.96
その他	8	7.84
有効回答数	102	

No. 15　ビザの手続き

回答	回答数	比率（%）
とても便利だった	47	46.08
普通	37	36.27
どちらかといえば便利でなかった	8	7.84
便利でなかった	4	3.92
どちらともいえない	6	5.88
有効回答数	102	

　第2部門の「日本のメディカルツーリズムの利用」に関する回答から，中国人患者は日本の医療サービス利用目的のうち，健康診断（40.2％）が一番多かった。また，訪日回数1～3回（43.14％）のうち，メディカルツーリズム目的の来日は82.35％に達した。メディカルツーリズムの参加時期は，2014年～2017年40.2％，2018年以降は37.25％と，両者の比率が拮抗している。滞在期間1か月以内は83.33％であった。同伴者の比率は91.18％で，特に同伴者2人の比率は34.31％に達した。宿泊施設はホテルまたは民宿利用が78.43％であり，メディカルツーリズムの情報は友人からが68.63％に達し，ビザの手続きはとても便利が46.08％であった。

　上記の回答から，2014年以降の訪日中国人観光客の急増を背景に，メディカルツーリズムに参加する人も増加し続けていた。多くのケースは日本への家族旅行やグループ旅行のついでに，友人から入手した医療情報をもとに，日本での健康診断を受けた。ビザ手続きもスムーズだったことが分かる。

　第3部門の「日本のメディカルツーリズムにかかった費用（設問No.16～18）」に関して，以下の回答が得られた。

No. 16　訪日1回につきの経費

回答	回答数	比率（%）	
50万円以下	42		41.18
51万円～100万円	38		37.25
101万円～500万円	15		14.71
501万円～1,000万円	4		3.92
1000万円以上	3		2.94
有効回答数	102		

No. 17　医療サービスの利用1回につきかかった費用

回答	回答数	比率（%）	
50万円以下	33		32.35
51万円～100万円	24		23.53
101万円～500万円	29		28.43
501万円～1,000万円	9		8.82
1,000万円以上	7		6.86
有効回答数	102		

No. 18　総じて日本でのメディカルツーリズムの費用

回答	回答数	比率（%）	
妥当だった	47		46.08
どちらかといえば妥当だった	50		49.02
どちらかといえば妥当でなかった	2		1.96
妥当ではなかった	2		1.96
どちらともいえない	1		0.98
有効回答数	102		

　第3部門の「日本のメディカルツーリズムにかかった費用」に関する回答から，訪日一回にかかった費用は50万円以下（41.18％）が多数で，また医療サービスの利用にかかった費用は50万円以下が32.35％を占めた。総じて日本のメディカルツーリズムの費用は「普通」49.02％に達し，46.08％の人が「妥当」であると回答した。

　中国人患者にとって，訪日滞在費と医療サービスの利用料金はいずれも日本人の同様のサービス利用よりも高いはずであるが，回答者から，日本でのメディカルツーリズムの費用が高いと思う人がほとんどいなかった。その背景には，

メディカルツーリズム参加者のうち，富裕層が多かったことがあると推測される。これらの事実から，メディカルツーリズムの推進は，新たなインバウンド消費需要の創出を通じて，日本の地域経済の活性化につながる効果があると考えられる。

　　第4部門の「日本の医療サービスに対する満足度（設問 No.19〜34」に対して，以下の回答が得られた。

No. 19　来日前，中国で治療を受けた期間

回答	回答数	比率（％）
1年未満	72	70.59
1年〜3年未満	17	16.67
3年以上	13	12.75
有効回答数	102	

No. 20　日本で治療を受けた期間

回答	回答数	比率（％）
1年未満	89	87.25
1年〜3年未満	10	9.8
3年以上	3	2.94
有効回答数	102	

No. 21　日本で治療を受けた時の受付サービスについて

回答	回答数	比率（％）
スムーズで良かった	75	73.53
どちらかといえば良かった	19	18.63
どちらかといえば良くなかった	3	2.94
よくなかった	0	0
どちらともいえない	3	2.94
未回答	2	1.96
有効回答数	100	

No. 22　日本で治療を受けた時，医療渡航支援企業の対応について

回答	回答数	比率（%）
スムーズで良かった	60	58.82
どちらかといえば満足度が高い	27	26.47
どちらかといえば満足度が低い	4	3.92
満足度が低い	0	0
どちらともいえない	11	10.78
有効回答数	102	

No. 23　日本で治療を受けた時の看護師の対応について

回答	回答数	比率（%）
満足度が高い	75	73.53
どちらかといえば満足度が高い	18	17.65
どちらかといえば満足度が低い	5	4.9
満足度が低い	1	0.98
どちらともいえない	3	2.94
有効回答数	102	

No. 24　日本で治療を受けた時の医師の対応について

回答	回答数	比率（%）
満足度が高い	72	70.59
どちらかといえば満足度が高い	24	23.53
どちらかといえば満足度が低い	1	0.98
満足度が低い	0	0
どちらともいえない	5	4.9
有効回答数	102	

No. 25　日本で治療を受けた時のコミュニケーション方法について

回答	回答数	比率（%）
医療通訳	46	45.1
友人に頼んで通訳	32	31.37
電話通訳	2	1.96
翻訳アプリ	6	5.88
日本語を多少できるから，利用しなかった	9	8.82
その他	7	6.86
有効回答数	102	

No. 26 医療通訳の対応について

回答	回答数	比率（%）
満足度が高い	61	59.8
どちらかといえば満足度が高い	28	27.45
どちらかといえば満足度が低い	3	2.94
満足度が低い	1	0.98
どちらともいえない	9	8.82
有効回答数	102	

No. 27 入院経験について

回答	回答数	比率（%）
あり	24	23.53
なし	78	76.47
有効回答数	102	

No. 28 入院経験がある場合，感想は

回答	回答数	比率（%）
満足度が高い	33	32.35
どちらかといえば満足度が高い	13	12.75
どちらかといえば満足度が低い	0	0
満足度が低い	0	0
どちらともいえない	56	54.9
有効回答数	102	

No. 29 処方経験について

回答	回答数	比率（%）
あり	57	55.88
なし	45	44.12
有効回答数	102	

No. 30 処方経験があった場合，その対応は

回答	回答数	比率（%）
満足度が高い	45	44.12
どちらかといえば満足度が高い	17	16.67
どちらかといえば満足度が低い	3	2.94
満足度が低い	1	0.98
どちらともいえない	36	35.29
有効回答数	102	

No. 31　帰国後の遠隔診療や処方について

回答	回答数	比率（%）
はい	39	38.24
いいえ	63	61.76
有効回答数	102	

No. 32　自国の診断結果と日本の診断結果は一致しなかった場合の対応

回答	回答数	比率（%）
あり	29	28.43
なし	73	71.57
有効回答数	102	

No. 33　自国の診断結果と日本の診断結果が一致しなかった場合の対応

回答	回答数	比率（%）
本国の診断	35	34.31
日本医師の診断	67	65.69
有効回答数	102	

No. 34　総じて日本での診断と治療について

回答	回答数	比率（%）
満足度が高い	68	66.67
どちらかといえば満足度が高い	18	17.65
どちらかといえば満足度が低い	3	2.94
満足度が低い	0	0
どちらともいえない	13	12.75
有効回答数	102	

　第4部門は，日本の医療サービスの満足度に関する質問である。訪日中国人が日本の医療サービスの利用に高い満足度があった結果が示された。訪日中国人患者は，日本で治療を受けた時の受付サービスは「とても順調で良かった」が73.53％である。また，医療渡航支援企業の対応は，「とても順調で良かった」が58.82％，看護師の対応は「とても良かった」が73.53％，医師の対応は「とても良かった」が70.59％である。

　そのほかに，医療サービスを受けるときのコミュニケーション方法は，医療通訳を介して行われたのが45.1％で，その際の医療通訳の対応は「とても良か

った」が59.8％であった。そのうち，入院なしの日帰り通院は76.47％で，処方箋を受けたのは半数以上の55.88％を占めた。帰国後も遠隔診療や処方を受けたのは38.24％で，自国での診断結果と日本での診断結果が一致しなかったのは28.43％であった。その際，日本の医師の診断結果を尊重すると回答したのは65.69％で，総じて日本での診断と治療は「とても良かった」が66.67％に達した。

　一方，アンケートから以下の課題が浮上した。医療現場でのコミュニケーション方法について，「友人に通訳してもらう」のは31.37％に達した。本来なら，医療現場での通訳は高度な専門知識と語学力が求められる。友人に通訳してもらったことは，おそらく一般の検診にとどまるケースが多く，本格的な治療に入っていないと推察される。また，医療現場の医師や看護師，受付，処方などの対応はいずれも満足度が高いという結果は，アンケート回答者は一般検診サービスの利用者が多かったのではないかと推察される。そして，帰国後も遠隔診療を利用する回答率は38.24％にとどまっていることから，回答者の中の病気治療を目的とした比率が低かったと裏付ける材料になる。

　上記をまとめると，現段階では，中国人メディカルツーリストが日本で医療サービスを受ける際の，医師，看護師，医療渡航支援企業などに対する満足度はいずれも高い結果が得られた。これは，「総じて日本での診断と治療について」の満足度の5段階評価のうち，「とても良かった」「普通」という上位回答率は84.32％に達したことから反映される。今後，日本の国際医療を産業レベルに高度化していくとともに，高度な治療を目的とする外国人患者が増えていけば，日本の医療サービスに対する満足度に変化が現れることも想定される。そのため，日中間の国際医療に多くの経験とノウハウの蓄積が不可欠であると感じさせるアンケートの結果であったと言える。

　第5部門の「今後も日本のメディカルツーリズムの利用（設問 No.35〜40」に関して，以下の回答が得られた。

No. 35　今まで日本以外の国でメディカルツーリズムの経験

回答	回答数	比率（%）
あり	31	30.39
なし	71	69.61
有効回答数	102	

No. 36　ある場合，どの地域

回答	回答数	比率（%）
アメリカ合衆国&北米	16	15.69
ヨーロッパ	8	7.84
中東	0	0
アジア	17	16.67
南米	0	0
その他	40	39.22
未回答	21	20.59
有効回答数	81	

No. 37　今後，必要がある場合，日本で健康診断や治療を受ける

回答	回答数	比率（%）
はい	90	88.24
いいえ	12	11.76
有効回答数	102	

No. 38　新型コロナウイルスがまだ完全に終息していない中，日本で治療を受ける

回答	回答数	比率（%）
今後は新型コロナウイルス感染症の流行はある程度終息すると思っているから	37	36.27
日本でしか治療を受けることができない	4	3.92
治療を受けたい（受けてきた）施設がある	10	9.8
新型コロナの流行により普段は混雑している宿泊施設・国際医療施設等が空いているから	6	5.88
新型コロナの流行により普段より旅の代金が安いから	4	3.92
特に理由はない	10	9.8
その他	31	30.39
有効回答数	102	

No. 39　新型コロナ終息後，引き続き日本のメディカルツーリズムに参加したい

回答	回答数	比率 (%)
思う	69	67.65
どちらかといえば思う	18	17.65
どちらかといえば思わない	2	1.96
思わない	3	2.94
まだわからない	10	9.8
有効回答数	102	

No. 40　新型コロナ終息後の訪日メディカルツーリズムに期待すること

回答	回答数	比率 (%)
衛生面における配慮，清潔さ，消毒などのウイルス対策全般の継続	30	29.41
リーズナブルな日本食レストランの充実	2	1.96
リーズナブルな宿泊施設の拡充	7	6.86
国際医療施設の拡充	10	9.8
観光地やレストラン，宿泊施設，医療施設などでの英語・多言語による案内など	13	12.75
低価格	7	6.86
混雑を回避するための事前予約や入場制限などの措置	6	5.88
通信環境の改善（インターネット，Wi-Fi等）	0	0
新型コロナに関する英語・多言語での情報公開	1	0.98
その他	26	25.49
有効回答数	102	

　第5部門は，「今後も日本のメディカルツーリズムの利用」に関する調査である。回答者102名のうち，これまで日本以外の国・地域でメディカルツーリズムの経験者は30.39％で，そのうち，最も多かったのは「アメリカ合衆国＆北アメリカ」が15.69％である。一方の今後も日本の健診や治療を受けたい比率は88.24％に達した。

　また，新型コロナウイルス感染リスクがあっても日本で治療を受けたい理由

は，「新型コロナウイルス感染症の流行・拡大はある程度終息すると思ったか
ら」との回答比率は36.27％で，「新型コロナウイルス終息後，引き続き日本で
医療サービスを受けたい」と回答比率は67.65％に達した。最後に，「新型コロ
ナウイルス終息後，訪日メディカルツーリズムに期待すること」について，一
番多かった回答は「衛生面における配慮，清潔さ，消毒などのウイルス対策全
般の継続」が29.41％であった。

　上記の回答から最も注目されるのは，日本以外の国・地域でメディカルツー
リズムを経験した人は少なかったにもかかわらず，今後も引き続き日本の医療
サービスを受けたいということである。地理的に近く，交通便が良いという物
理的な安心感のほかに，より重要なのは，日本の医療サービス全般に対する安
心感があったのではないかと推測される。

第3節　本書の仮説に対する予備的検証

　既述のように，本アンケートは，中国人メディカルツーリストの日本での医
療サービス利用の実態を明らかにし，①日中間におけるメディカルツーリズム
の展開に潜在性があること，②訪日中国人メディカルツーリストの増加は日本
におけるインバウンド観光の振興，地域経済の活性化の促進力になることを検
証する。そして，検証結果から，序章で言及した本書の3つの仮説のうち，仮
説1「中国は日本のメディカルツーリズム推進の原動力である」ことに対する
予備的検証の結果を示す。

　日本のメディカルツーリズム参加者に対するアンケート調査から，以下の回
答内容がまとめられる。

①　日本のメディカルツーリズムに参加した中国人患者は，主として中国都
　　市部に住む中流階級に属する50代の男性という人物像が浮かび上がる。

②　2014年以降，訪日中国人観光客の急増を背景に，日本のメディカルツー
　　リズムに参加した中国人患者も増加し続けていた。多くのケースは日本へ
　　の家族旅行のついでに，友人から入手した情報をもとに，日本での健康診
　　断など広義のメディカルツーリズムに参加した。

③　中国人患者にとって，日本でのメディカルツーリズムの費用は妥当であ
　　るが，訪日滞在費と医療サービスの利用料金はいずれも日本人の同様のサー
　　ビス利用よりも高い。
④　中国人患者が日本の医療サービスの利用にあたっての満足度は高かった。
⑤　日本以外の国・地域でメディカルツーリズムを経験した人は少なかった
　　にもかかわらず，今後も引き続き日本の医療サービスを受けたいという比
　　率が高かった。

　これらの情報をもとに，現段階の広義のメディカルツーリズムを中心に日本
を訪れる中国人患者は，日本の医療サービスに対する安心感や妥当なコストと
いう回答から，今後も継続的に医療サービス利用目的の訪日が期待される。つ
まり，本アンケートの目的①である「日中間におけるメディカルツーリズム展
開に潜在性がある」ということは成立すると言える。

　また，目的②である「訪日中国人メディカルツーリストの増加は日本におけ
るインバウンド観光の振興，地域経済の活性化の促進力になる」ことに関して，
訪日中国人患者の増加は，本人のほかに，友人や家族を含む同伴者が日本滞在
中のホテルまたは民宿，観光消費，各種支出，帰国時の手土産などの消費効果
の拡大が期待されることは言うまでもない。これらはインバウンド観光の振興，
地域経済の活性化の促進力になると考えられる。

　従って，本書の仮説1「中国は日本のメディカルツーリズム推進の原動力で
ある」の有効性が認められたと言えよう。

┃ 小　　括

　本アンケートは，日本でメディカルツーリズムに参加した中国在住者102名
を対象に実施した。2014年以降日本のメディカルツーリズムに参加者が多か
ったのは，訪日中国人観光客が増加しだした時期と重なり，日本観光旅行のつ
いでに，健診などの病気予防といった医療サービスを利用した人が多かったと
推察される。その裏付けのある情報として，回答者が2名以上のグループ旅行
に参加した人が多かったことである。これは，日本のメディカルツーリズムの

振興による多くの外国人観光客を誘致するという政策にも合致する。

　また，日本の医療サービスの利用満足度が高かったという回答の背景には，本格的な治療を受ける人が少なかったことがある。そのため，医師，看護師，医療通訳，医療渡航支援企業などに対する不満がほとんど出なかった理由になるのではないかと推察される。

　一方，コロナ終息後も日本で医療サービスを受けたいとの比率が高かったのは，これまで日本の医療サービスに対する好感度が高かったからと言える。これは，今後日本におけるメディカルツーリズムの推進を通じて，本格的な医療国際化を目指す良い機会と捉えられる。

注
1)　本アンケートは，筆者が在籍する優医会株式会社が中国市場を調査するために実施したもので，アンケート調査結果の使用については同社の承諾が得られた。

第7章 日本の医療従事者へのアンケート調査

　前章では，メディカルツーリズムに参加する中国人患者による日本の医療サービスの利用状況に関するアンケート調査を行った。より正確に日本におけるメディカルツーリズムの実施状況を把握するために，本章では，受け入れ側の日本の医療従事者を対象にアンケートを実施し，医療サービスを供給するサイドから，日本におけるメディカルツーリズムの現状と問題点を明らかにしていく。

第1節　アンケート調査の概要と目的

　本アンケートは，日本の医療従事者（医師，看護師，スタッフなど）106 名を対象に，2022 年 9 月〜10 月の間に調査を実施した[1]。調査の目的は，医療従事者の視点から，日本におけるメディカルツーリズムの展開の実態，特に医療現場からの問題点の提起と，今後の日本における医療国際化の方向性を展望することである。そして，本書の序章で言及した3つの仮説のうち，仮説3「国際医療の推進は，日本の医療を本格的な医療国際化に導く可能性がある」ことに対する予備的検証を行う。

　上記目的を達成するために，本アンケートは，以下の3部門に分けて設問し，調査を行う。

　第1部門：受け入れ病院の現状（設問 No.1〜11）
　第2部門：医療現場の現状と対応（設問 No.12〜20）
　第3部門：今後の展望（設問 No.21〜28）

第2節　アンケート調査の結果

　第1部門の「受け入れ機関の現状」（設問 No.1〜11）から以下の結果が得られた。

116

No.1　あなたの病院内での所属部署を教えてください。

回答	回答数	比率（%）	
医師	23		21.7
看護師	70		66.0
医療連携室	0		0.0
医事課	2		1.9
国際部	8		7.5
その他			
事務部全般	1		0.9
診療放射線技師	1		0.9
健診センター	1		0.9
有効回答数	106		

　看護師が70名（66.0%），医師が23名（21.7%）を含む計106名の医療従事者から有効回答が得られた。

No.2　貴病院は外国人患者受入れの経験がありますか。

回答	回答数	比率（%）	
あり	91		86.0
なし	15		14.0
有効回答数	106		

　有効回答者106名のうち，計91名（86%）の医療従事者から外国人患者を受け入れた経験があると回答された。

No.3　外国人患者受入経験がない場合は，その理由を教えてください。

	回答
1	病棟が外国人患者を受け入れたことないです
2	東京の田舎の療養病棟なので，ほとんど日本人しか来ない
3	田舎ですから，外国人あんまりいないです。
4	外国人が少ないです。
5	英語だとできるけど，他の言語への対応は body language でした。
6	外国人患者がいない
7	外国人患者あまりいないです。
8	機会が少ない
9	まだ遭遇してない
10	病棟に偶々外国人の患者が入院したが外国人をメインとしての受け入れがない
11	担当部門ではなかったため。
12	外国人を受け入れる機会がないことや考えたことがないため
13	患者さんがいないです。
14	拒否していないが，受診希望が無い。
15	外国語の対応ができない為
16	分かりません
有効回答数	16

　上記回答から，外国人患者を受け入れたことがないのは，地理的な要因，また観光資源などが理由で，外国人患者がほとんど行かない地域に立地する病院の可能性が高いと推測される。

No.4　外国人患者受入実績の年数を教えてください。

回答	回答数	比率（%）	
1 年未満	12		12.2
1 ～ 3 年未満	30		30.6
3 ～ 5 年未満	21		21.4
5 年以上	35		35.7
有効回答数	98		

　有効回答数 98 院のうち，外国人患者の受け入れ年数に関して，5 年以上は 35 院（35.7%），1～3 年未満は 30 院（30.6%），3～5 年未満は 21 院（21.4%）の順である。

No. 5　外国人患者に提供する診療内容を教えてください。

回答	回答数	比率（%）	
健診・検診	18		18.0
治療	74		74.0
形成外科・美容外科	0		0
セカンドオピニオン	1		1.0
その他			
療養	2		2.0
手術	1		1.0
整形外科	1		1.0
治療，セカンドオピニオン， 　健診・検診	1		1.0
施設利用	1		1.0
出産	1		1.0
有効回答数	100		

　有効回答数100名のうち，病気の治療は74名（74%）が圧倒的に多く，その次は健康診断が18%を占めた。外国人患者が日本で治療を受けたいという潜在的なニーズをうかがい知ることができる。

No. 6　貴病院における外国人患者受入を促進するためのプロモーション方法を教えてください。

回答	回答数	比率 (%)
海外に国際部を設置して，対応している	9	9.7
海外の病院と連携して，当地の病院より宣伝活動をしている	9	9.7
仲介業者に委託している	21	22.6
SNSによる広告，宣伝をしている	4	4.3
口コミによる宣伝，患者同士の紹介	36	38.7
その他		
患者の希望	1	1.1
地域医療を担っている為，地元に在住の外国人にも診察診療を提供しています。	1	1.1
勝手にきたため	1	1.1
仲介会社と患者同士の紹介両方	1	1.1
近所に住んでいる外国人	1	1.1
把握していない	1	1.1
わからない	1	1.1
してない	1	1.1
特にプロモーションはしていない	1	1.1
特になし	1	1.1
なし	1	1.1
特にないです	1	1.1
わざわざ外国人患者受入しない，特に宣伝しない	1	1.1
有効回答数	92	

　外国人患者受け入れに関するプロモーションに対する有効回答92名のうち，患者の口コミ情報での来院は36名（38.7％），次は仲介業者による紹介21名（22.6％）である。そのほかは，病院主導による広報活動の成果がみられなかったと言える。

120

No. 7 上記の質問の回答以外に貴病院の独自な取り組みがあれば教えてください。

	回答
1	維持透析を持続的に受け入れ可能な施設である。
2	ロシア人医師を採用
3	クリニックに附属する国際部があります。
4	各国語対応を限りなく優先
5	海外の医療機関（クリニック）設立に携わり，技術支援を行っている。
6	メディア出演による宣伝効果
7	年に数回，海外の病院に指導しに行っている。コロナで止まっている間はwebでセミナー
8	特にないです。
9	外国人の職員を雇用します。
10	"小红书"で宣伝
11	外国語が話せるスタッフがいるのをホームページに載せる
12	わざわざ外国人と日本人の患者を分けて宣伝していない。
13	外国人患者受入の促進に少し関係性が少ないかもしれないですけれども，外国籍のスタッフを積極的に採用されているようです。
14	特に促進するためのプロモーションはしていないようです。救急搬送で入院する場合がほとんどです。
15	英語の勉強をする。
有効回答数	15

　外国人患者の受け入れに関する病院の独自の取り組みに関しては，15件の回答が得られた。内容的にはばらつきがあり，各病院は自院が有する医療資源をもとに，対応している印象を受ける。

No. 8　貴病院が受け入れた外国人患者のうち，どこの国からの患者が一番多いですか。

回答	回答数	比率（%）	
中国	56		69.1
ベトナム	5		6.2
中国・アメリカ	3		3.7
ブラジル	2		2.5
アメリカ	2		2.5
ヨーロッパ・中国	1		1.2
東アジア，東南アジア系	1		1.2
東南アジア諸国	1		1.2
ロシア	1		1.2
インドネシア	1		1.2
フィリピン	1		1.2
中国，ベトナム，ネパール	1		1.2
中国人，韓国人	1		1.2
中国，ベトナム	1		1.2
日本	1		1.2
東南アジア　中国	1		1.2
不明	1		1.2
様々	1		1.2
有効回答数	81		

　有効回答81名のうち，中国人患者は56名（69.1%）が最多で，その次のベトナムは5名（6.2%）である。中国人患者の日本での治療ニーズの実態が改めて確認される。

No. 9　新型コロナウイルス感染症流行前の，外国人患者の受入人数（年間）を教えてください。

回答	回答数	比率（%）	
10人未満	46		47.4
10～100人未満	44		45.4
100～500人未満	6		6.2
500人以上	1		1.0
有効回答数	97		

　有効回答97名のうち，10人未満と回答した人は46名（47.4%），また，10人
～100人未満は44人（45.4%）である。

No. 10　貴病院における外国人患者の受入時のルートを教えてください。

回答	回答数	比率（%）
海外に国際部を設置して，対応している	9	9.7
海外の病院と連携して，当地の病院より宣伝活動をしている	9	9.7
仲介業者に委託している	21	22.6
SNSによる広告，宣伝をしている	4	4.3
口コミによる宣伝，患者同士の紹介	36	38.7
その他		
患者の希望	1	1.1
地域医療を担っている為，地元に在住の外国人にも診察診療を提供しています。	1	1.1
勝手にきたため	1	1.1
仲介会社と患者同士の紹介両方	1	1.1
近所に住んでいる外国人	1	1.1
把握していない	1	1.1
わからない	1	1.1
してない	1	1.1
特にプロモーションはしていない	1	1.1
特になし	1	1.1
なし	1	1.1
特にないです	1	1.1
わざわざ外国人患者受入しない，特に宣伝しない	1	1.1
していない	1	1.1
有効回答数	93	

　有効回答の93名のうち，口コミによる来院は36名（38.7%），仲介業者による紹介は21名（22.6%）を占めた。その他は海外に設置した現地窓口や海外連携病院による紹介程度で，さほど目立ったものがみられなかった。

No. 11　今後も継続して外国人患者を受入れますか。継続の場合，具体的な施策があれば，教えてください。

	回答
1	病院ホームページ中国版の継続
2	宣伝活動
3	通訳設置など
4	隔離の条件を満たしている患者さんを今まで通り受け入れています。
5	心臓血管研究所付属病院
6	オンラインセミナーなどを通して，海外患者に日本の治療を知ってもらいます。
7	受入れたいですが，仲介会社や紹介者との信頼関係及び日本の診療体制の柔軟化が必要
8	日本人の方と差はつけていないので，受け入れを続けます。
9	積極的な方策はしてません
10	病院のホームページで英語や中国語など対応できると載せます。
11	国際部で日本語を話せない人に翻訳していただいてます。
12	「断らない医療」を実施しています。
13	継続。外国人スタッフを確保する策を実施
14	外国出身のスタッフを募集する
15	仲介会社
16	ホームページで多言語で紹介する
17	継続　現状維持＋外国籍スタッフを採用
18	日本人にも外国人にもかかわらず，地域の住民に良い医療を提供していきます。
19	はい。受診希望があれば受け入れます。
20	問い合わせがありましたら，全力を尽くして対応します
21	はい，病院院内は積極的に外国スタッフの採用をしている。通訳できる機械の購入もしてあります。
22	外国人ナースの活用
23	はい。対策としては，一部の病棟で日常会話の英語や中国語集を作成した。
24	国際部の成立
25	翻訳システムなど，導入継続
26	中国人看護師対応
27	コロナが終わり，通常国際交流に戻った際，先進医療アドバイザーとして実施する
28	コミュニケーションがうまくできるように，外国人も雇用していく。
29	対象者による
30	透析患者で施設入所が必要な方
有効回答数	30

　有効回答30名のうち，基本的に各病院が前向きに外国人患者の受け入れを続けていく意向が確認され，それぞれで独自の対応がなされている印象を受ける。

　第1部分の回答内容をまとめると，回答者が勤務する病院では，8割以上が外国人患者を受け入れた経験があり，国別では，中国人患者が一番多かった。患者の来院ルートは友人などによる口コミ情報が多く，来院目的は病気の治療が多かったことが分かる。

第2部門の「医療現場の現状と対応」(設問 No.12〜20) に関しては，以下の回答が得られた。

No. 12　外国人患者において，貴病院で治療を受けたい病気の中に一番多い病気は何でしょうか。がん治療と答える場合，患者が貴病院を選んだ理由を教えてください。

	回答
1	骨折　4件
2	慢性腎不全　2件
3	健診　2件
4	がんの専門病院のため
5	肛門疾患
6	内視鏡検査
7	透析
8	腎不全
9	がん
10	がん　手術の評判がいい
11	胃がん，大腸がん。消化器系がんの治療実績があるため。
12	心臓疾患
13	がん治療
14	がん，高い技術，高い生存率
15	心臓病
16	胃癌
17	がん検診。専門性があるから。
18	がん治療が多いです。最新の治療法を導入しているから。
19	脳腫瘍
20	がん
21	急性病気
22	大腸癌。診療実績
23	消化器関係や整形関係の受診患者数が多いと思います。
24	胆嚢炎
25	糖尿病
26	骨折，捻挫
27	整形
28	手術
29	がん治療　BNCT など先進医療があるため
30	急性虫垂炎，下肢静脈瘤
31	整形外科と回復期リハビリテーション科をメインとしての小さい病院なので，骨折やその後のリハビリのため，外国人患者を受け入れた場合が多いですね。
32	循環と整形の患者が一番多い。
33	消化器系病気
34	風邪
35	脳卒中
36	がん治療，不明
37	消化器系疾患
38	整形外科
39	癌
40	高血圧
41	がん患者
42	結核
43	乳がん
有効回答数	43

　有効回答43件のうち，がん患者が16件に達し，絶対的に多かった。当該病院を選んだ理由は，がん専門の病院のほか，治療実績があり，評判が良かった，最新の設備があるからと，外国人患者が日本でがん治療を受ける際のニーズをうかがい知ることができる。

No. 13　健康診断の場合，外国人患者1人あたりの健診費はどのくらいでしょうか。

回答	回答数	比率（%）	
50万円以下	64		77.1
51万円〜100万円	15		18.1
101万円〜500万円	4		4.8
501万円〜1,000万円	0		0.0
1,000万円以上	0		0.0
有効回答数	83		

　有効回答83件のうち，健康診断の医療費は，50万円以下は77.1%で，通常の範囲と認識されるが，51万〜100万円は18.1%を占め，高い費用が掛かっても日本の病院で健診を受けたいという一部富裕層の潜在的なニーズへの対応の重要さを感じさせる。

No. 14　病気治療の場合，外国人患者1人あたりの治療費はどのぐらいでしょうか。

回答	回答数	比率（%）	
50万円以下	46		51.7
51万円〜100万円	18		20.2
101万円〜500万円	16		18.0
501万円〜1,000万円未満	9		10.1
1,000万円以上	0		0.0
有効回答数	89		

　有効回答89件のうち，50万円以下は51.7%，50万円以上は49%を占めた。うち，500万円以上の比率が10%を超えたことは注目される。

No. 15　貴病院における外国人患者の受入体制を教えてください。

	回答
1	特に体制は決まっていません。
2	中国人医者1人
3	中国人職員1人
4	医師1, 看護師1
5	透析医療のため, 固定のスタッフではないです。
6	国際部　事務員3名　ロシア人医師1名
7	医師1人, 看護師4人
8	診療情報提供書（英文／日本文）をいただき, 医師に受診可能かどうか確認していただく。
9	特定していない
10	外国人事務員の配属
11	日本人患者も手厚い, すべての患者さんの担当医1-3名配置, 関わる医者（画像診断医, 検査など）10名以上, 看護師6名以上, 外国人患者医療室スタッフ2名
12	国際部に3名を配置しています。
13	医師1人, 看護師1人, 事務職員2人
14	基本的に医師1名, 看護師1名, 事務職員1名で対応しています。
15	通常診療の上, 通訳付き（当院か仲介会社の通訳）
16	看護師1人, 医師1人
17	日本人と同様の扱いです。
18	特に追加の人員はなし。
19	通訳のできる職員が対応する。
20	病気によって違う
21	医師1人, 看護師3人, 事務職員1人
22	1人医師　1人看護師　事務員不明
23	1対1
24	1人の外国人患者に1人の医師, 看護師, 事務職員の配置をしています。クリニックなので
25	1人の外国人患者に医師1人, 看護師1人, 事務職員1人の配置しています。
26	普通の患者さんと同じです。
27	1対1
28	主治医は一人です, 看護師は基本一人です, 事務はよく分からないですが, 基本日本人と同じように扱います。
29	中国看護師一人
30	日本人患者と同じだと思います。
31	受入れ体制はありません。
32	配置していないけど, 母国職員で通訳する。
33	普通の患者と同じ様な配置ですがなるべく外国語のできるナースが受け持ちしています。
34	1人の外国人患者に1人の看護師, 1人の通訳員の配置しています。
35	1名のスタッフ
36	普通通り, 看護師の体制7対1
37	3人
38	翻訳役は1人で, ほかの配置は普通通りです。
39	通常通り
40	1名主治医　担当看護師1名が勤務交代し, いなければ別の看護師　事務職員決めていない
41	特別にはなく, 他の患者と同じ対応
42	一般患者と同じ
43	看護師1名
44	VIP 対応策
45	医師1名, 看護師は日勤1名, 夜間1名
46	日本人患者との扱いは特に変わりないです。
47	主治医1名　看護師1名
48	入院の場合は患者1に看護師1, 主治医1, 事務1で配置してます。
49	1人ずつ
50	特に外国人患者だからといって体制は変わりないです。
有効回答数	50

　外国人患者に対する各病院の対応がまちまちであるが，中国人医師や看護師を配置する病院があれば，通常の患者より多くのスタッフを配置するケースもある。一方，通常の患者と同じ対応をする病院もある。

No. 16　多言語への対応方法を教えてください。

回答	回答数	比率（%）	
院内で専任の医療通訳を配置している。	27		28.1
電話通訳を利用している。	7		7.3
通訳アプリを利用している。	29		30.2
仲介業者より通訳を派遣してもらう。	12		12.5
その他			
中国人看護師を雇う	1		1.0
英語などの場合は，通訳アプリを使うかもしれないないですが，中国人の患者が多い為，院内の中国人のスタッフで通訳などを行なっています。	1		1.0
日本語を話せる方が多いです。	1		1.0
多言語で対応できる職員を応援していく	1		1.0
英語か中国語喋れるナースがいる	1		1.0
通訳できる機械といろんな国のスタッフが対応する	1		1.0
電話通訳，通訳アプリ，通訳派遣	1		1.0
特に無し	1		1.0
グループ内で会話可能な職員がいる	1		1.0
外国語ができる外国人ナース対応	1		1.0
家族が通訳してくれていた	1		1.0
英語が話せるスタッフが数名いる	1		1.0
院内外国語できるスタッフに対応の依頼する。	1		1.0
言葉分かるスタッフに対応してもらい	1		1.0
直接会話	1		1.0
身振り手振り	1		1.0
英語は当院スタッフ，他の言語は仲介会社など	1		1.0
英語の話せるスタッフがいる	1		1.0
外国人職員と日本語が分かる患者の付き合い	1		1.0
中国看護師対応	1		1.0
外国人職員がいる	1		1.0
有効回答数	96		

　有効回答96件のうち，通訳アプリを利用しての患者とのコミュニケーションは29件（30.2％）で，院内専任通訳を配置するのは27件（28.1％）を占めた。そのほか，医療渡航支援企業などの仲介業者より派遣してもらうのは12件（12.5％）である。全般的に多言語に関しては，最低限の対応ができているという印象を受けるが，患者との間に満足度の高いコミュニケーションが取れていないかと推察される。

No. 17　医療通訳に対して，貴病院が最も重視しているポイントを選んでください（複数可，3つまで）。

回答	回答数
医療専門知識	67
日本語レベル	71
医療通訳としての実務年数	30
在日年数	13
資格の有無	20
有効回答数	96

　当該設問は複数回答のため，回答者96名のうち，日本語レベル（71），医療専門知識（67），医療通訳としての実務経験年数（30）が上位回答内容である。医療通訳に求められる専門知識，日本語能力，実務経験の3大要件が重要視されることが分かる。

No. 18　外国人患者の受入にあたって，最も心配されることを教えてください（複数回答）。「その他」を選んだ場合，具体的なことをお書きください。

回答	回答数
職員への負担（労働時間が長くなる等）	50
異文化による精神的な負担	61
言語バリアによる精神的な負担	72
未収金のリスク	25
有効回答数	98

　同じく複数回答の説明であるが，有効回答98名のうち，言語バリアによる

精神的負担 (72)，異文化による精神的負担 (61)，労働時間が長くなることの職員への負担 (50) と回答があり，外国人患者対象の医療であるから，国際医療現場で起きる特有の現象であり，外国人患者を受け入れる病院としての受け入れ体制の充実も重要な課題と言える。

No. 19　外国人患者を受入れる理由は何でしょうか。(複数回答)

回答	回答数
人命救助	73
臨床研究	7
医療国際化の推進	43
増収増益	46
特に理由はない	1
有効回答数	99

　複数回答であるが，有効回答 99 名のうち，人命救助 (73)，増収増益 (46)，医療国際化の推進 (43) が上位回答である。医療現場における「人命救助が第一」の精神，そして，外国人患者からの高い医療費の徴収による医療機関の増収増益，さらに日本の医療国際化にもつながるという国際医療のあるべき姿をみせた回答になると言える。

No. 20 　貴病院では，外国人患者受け入れる前と受け入れた後，どのような意見，議論がありましたか。

	回答
1	中国の知名度をアップ
2	受け入れ前は不安でしたが，やってみるとあんまり問題なかったです。
3	国に医療費負担等の問題
4	手間がかかるとの現場の意見
5	他の患者様への影響
6	日本国内の患者に対する影響や医師や看護師への負担増の心配
7	医師の勤務体制の調整など
8	診療にかける時間
9	積極的な先生が多いですが，体制は保守的な上層部に決められます。議論になりません。
10	言葉の壁が超えられるかどうかについて議論した。
11	受入れ前の完璧な体制準備と受入れ後の反省点，改善すべき点についての議論
12	やっぱり言葉の壁があるので，交流しにくいです。
13	言葉が通じない
14	外国人2割増，利益が増えた。今後も続けたい。
15	スタッフが外国語を習うべき。
16	異文化の壁と言葉の壁あり。
17	今後中国人の病院になりますか。日本人スタッフからの質問
18	コミュニケーション
19	国際交流の推進に伴う外国人患者たちの受診も病院からの取り組みや対策が必要である。
20	英語と中国語以外の外国語が話せるスタッフが居ないです。
21	外国人患者の受入れは増えているから，しっかり対応できるよう何かをしないといけないとの意見が増えた。
22	国際部の完成の必要性が分かりました。
23	言葉の壁
24	対応が難しい
25	主張が強く強引で困る時があるので，他の患者さんが不安や不満を持たないよう対応しないといけない。
26	外国語の勉強や異文化コミュニケーション戦略
27	とりあえず，言語の通訳が大事
28	患者の理解度が正しいか。正しい判断ができるほどの情報量が提供できているか。
29	日本人より対応にかかる時間が長い
30	異文化
31	通じないから，大変
32	言葉が一番大事
33	外国語ができるスタッフを事前に連絡，依頼する。
34	言葉の壁があり，対応は適切なのか。
有効回答数	34

　外国人患者を受け入れた後，議論があった34名のコメントのうち，特に異文化コミュニケーションの壁に関する議論が多かった。そのほかに，スタッフの負担増に対する病院の受け入れ体制に関する議論があった。

　上記のように，第2部分の内容をまとめると，日本で治療を受けたい外国人患者のうち，がん患者が一番多かった。受け入れることによって，病院の増収増益に有効で，日本の医療国際化にもつながると前向きの回答であった。医療現場で最も大きな課題はスタッフと患者との間の異文化コミュニケーションであることが分かる。

　第3部分の「今後の展望」（設問 No.21～28）に関しては，以下の結果が得られた。

No. 21　外国人患者の受入についてあなたはどう思いますか。

回答	回答数	比率（%）	
どちらかといえば良かったと思う	51		52.0
どちらかといえば良くなかったと思う	3		3.1
良くなかったと思う	3		3.1
どちらともいえない	21		21.4
受入れて良かったと思う	20		20.4
有効回答数	98		

　外国人患者の受け入れについて，有効回答98名のうち，「どちらかと言えばよかったと思う」は51名（52%），「受け入れてよかったと思う」は20名（20.4%）で，両者を合わせると，7割以上の回答者（医療従事者）が外国人患者の受け入れに前向きであることが分かる。

132

No. 22　外国人患者を受入れて良かった理由と一番問題になったことは何でしょうか。よろしければ詳しくお書きください。

	回答
1	収益
2	中国からの患者が増える
3	病院の評判が良くなる。急にキャンセルされる問題点がありました。
4	収益的な面はメリット。言葉が一番面倒でしたが、問題ではないです。
5	増収になった反面労働への負担は大きい。日本人と比べてワガママな人が多い。
6	特に変わりなく診療できております。
7	多様性への対応
8	国際間の価値の共有ができるから
9	医療に限らず、日本の良さを知ってもらう
10	国際的知名度が上昇。日本人患者さんが不満を漏らすことがある。
11	増収
12	日本医療の素晴らしさを世界にアピールすることができました。
13	増収増益
14	増収へ繋がったことはよかったと思います。一人一人2倍も3倍も時間かかったのが問題だと思います。
15	患者が元気になるのはなにより
16	生活習慣
17	国籍で区別することなく診療ができるため。問題は入院時、特に看護師の負担増が少なからずあること。
18	コミュニケーショントラブル
19	病院の利益を増やすことができる。
20	言葉の問題
21	病状説明のとき理解してくれるかどうか
22	すごく助かります。医療の進歩は国や地域は関係ないと思います。どこの人でも同じです。
23	異文化コミュニケーションができます
24	ある患者がめちゃくちゃ遠方から来て、長期間困っている病気を見れて、苦痛を緩和できる点がとてもよかったと思います。
25	理由：人種差別する必要はない　一番の問題：コミュニケーションの壁
26	日本の医療をアピールできる
27	医療国際化の推進に繋がる　言葉の壁が一番の問題
28	一番の問題は言葉が通じなくて、患者様側も病院側も困ってる部分もあります、速やかに患者の要望を解決できないこと、病気や命を救うことは国籍などの区別はないと思い、命の前にみんな平等です。医療スタッフとしての使命であると思います。だから外国人患者を受け入れてよかったと思います。
29	コミュニケーション難しい
30	必要な医療を提供したこと。
31	異文化の違いを体験して、面白いと思う。
32	外国人患者も安心して受診できていてよかったとか、なになにさんがいるから助かりましたと言う声が結構外国人患者から聞こえる。
33	病院の近くに住んでる外国人が多いですから。
34	英語の勉強になる
35	よかった理由は命が救われたからである。一番の問題はやはりちゃんとした対応体制はまだできていないため、スタッフが対応難しいのはもちろん、患者さんもコミュニケーション困難なことで一番適切な治療やケアを受けられないリスクがある。
36	人命救助してよかった。医療費の回収は50%できなかった
37	外国人患者が助けることはいいところ。言語が通じなくて、文化も違って、それらに伴う患者側、病院側のメンタルのストレスが起こるのは一番問題になるところ。
38	業務負担かかるので通訳費の手当はない
39	よかった事：体調が改善されたこと　問題になったこと：予約を守らない。無断キャンセルがある
40	知識や能力の向上、収入の上昇
41	通訳を一番発揮できた。
42	言葉と文化違う
43	患者さんに治療を提供できた。
44	良い質の医療提供できる
45	死というセンシティブな問題に対して日本語のニュアンスが英語で伝えられるかということ。
46	段々とスタッフが外国の文化と価値観を理解し、受け入れる。日本人スタッフはストレスになりやすいかも。
有効回答数	46

　有効回答46名のうち，外国人患者を受け入れてよかった理由は，病院の増収増益，日本の医療の良さをアピールできたこと，日本の医療国際化につながるとの回答が多かった。反対に問題点としては，異文化コミュニケーションの壁，スタッフの負担増などが多かった。全般的に，受け入れてよかったと前向きに捉える回答者が多かった。

No. 23　日本における医療国際化の推進についてどう思いますか。

回答	回答数	比率（%）	
推進すべき	52		51.0
推進しても良い	37		36.3
どちらともいえない	11		10.8
まだ推進すべきではない	1		1.0
推進しない方が良い	1		1.0
有効回答数	102		

　有効回答102名のうち，「推進すべき」は52名（51%），「推進しても良い」は37名（36.3%）で，推進に前向きな回答は9割近くに達し，国が推進中のメディカルツーリズムは医療現場に大きな支持が得られていると言える。

No. 24　新型コロナ感染拡大で，外国人患者の受入に影響がありますか。

回答	回答数	比率（%）	
あり	72		72.0
なし	28		28.0
有効回答数	100		

　有効回答100名のうち，「あり」と回答したのは72名（72%）であった。約3割は影響がなかったことから考えると，新型コロナ拡大中にも外国人患者を受け入れ続けていると推察される。

No. 25　新型コロナウイルス感染拡大の中，外国人患者受入の意向を教えてください。

回答	回答数	比率（％）	
受入れたい	24		23.5
多分，受入れる	42		41.2
多分，受入れない	13		12.7
受入れない	8		7.8
どちらともいえない	15		14.7
有効回答数	102		

　有効回答102名のうち，新型コロナウイルスの感染が続く中でも，外国人患者を「受入れたい」は24名（23.5％），「多分受入れる」は42名（41.2％）と，両者を合わせると6割以上の回答者は，コロナ感染のリスクがあっても，外国人患者の受け入れを続けたいことが分かる。

No. 26　新型コロナ感染拡大終息後，外国人患者受入の意向を教えてください。

回答	回答数	比率（％）	
受入れたい	47		46.5
多分，受入れる	35		34.7
多分，受入れない	6		5.9
受入れない	1		1.0
どちらともいえない	12		11.9
有効回答数	101		

　一方，新型コロナウイルス感染症終息後の受け入れに関しては，有効回答101名のうち，「受入れたい」は47名（46.5％），「多分受入れる」は35名（34.7％）で，両者を合わせると，8割を超えてしまい，医療現場における外国人患者の受け入れに前向きな姿勢を改めて確認できる。

No. 27　外国人患者に理解してほしいことと準備してほしいことを教えてください（複数回答）。「その他」を選択した場合，具体的にお書きください。

回答	回答数
当院における渡航受診者への受付方法と手順	47
患者側による通訳の手配と確保	46
日本の基本的なマナーを守ってほしい。	44
患者の本国で当院と連携している医療施設がある場合，来日前に連携施設で検診，検査等受けてほしい。	21
来日する前に診療説明を受けてほしい。	29
日本在住の方のみ対応しています。	1
海外で受診，検査して欲しい。	1
有効回答数	99

　外国人患者に理解してほしいことについては，99 名の有効回答のうち，「受付や手順を知ってほしい」は 47 名，「通訳の手配と確保」は 46 名，「日本のマナーを守ってほしい」は 44 名である。外国人患者だから起きやすい病院と患者との問題であると言える。

No. 28　今後，海外の病院との連携等を行いますか。

回答	回答数	比率（%）
海外の病院と連携したい	46	44.7
現在は海外との連携を考えていない	27	26.2
どちらともいえない	30	29.1
有効回答数	103	

　有効回答 103 名のうち，「海外病院と連携したい」は 46 名（44.7%），そのほかは，「どちらともいえない」は 30 名（29.1%），「現在は海外との連携を考えていない」は 27 名（26.2%）の順である。

　第 3 部分において，今後の日本におけるメディカルツーリズムの推進に関する質問がメインであるが，回答者は今後の推進に前向きな姿勢を示す人が多かった。その理由は，病院の増収増益のほか，日本医療の良さを海外にアピールし，日本の医療国際化につながるからである。またコロナの感染拡大中でも外

国人患者の受け入れを問題視せず，日本の医療現場スタッフの国際医療に対する前向きな姿勢を改めて確認することができた。今後，日本の病院と海外の病院との連携に関して，4割以上の人は必要性があると回答し，医療現場における日本の医療国際化の重要性を実感させる回答内容と言える。

▮ 第3節　本書の仮説に対する予備的検証

　既述のように，本章の目的は日本の医療従事者へのアンケートを通じて，日本におけるメディカルツーリズムの展開実態，特に医療現場からの問題点の提起と，今後の日本における医療国際化の方向性を展望することである。そして，特に本書の序章で言及した3つの仮説のうち，仮説3「国際医療の推進は，日本の医療を本格的な医療国際化に導く可能性がある」ことに対する予備的検証を行う。

　本アンケートを通じて，以下の結果が得られた。

① 　回答者106名のうち，医療現場に最も詳しい看護師が66％，医師が21.7％で，全回答者の87.7％を占めている。また，回答者のうち，86％の人が外国人患者を受け入れた経験のある病院勤務者であることから，本アンケートの回答者の有効性が認められたと言える。

② 　受け入れた外国人患者のうち，本書における定義において，狭義のメディカルツーリズムが目的の治療は74％を占め，広義のメディカルツーリズムが目的の健診・検診などは26％であった。これは，治療目的の外国人患者のニーズが大きい現状から考えると，病院側の受け入れ体制の整備次第で，今後において大きな可能性があると推察される。

③ 　受け入れた外国人患者の国別では，中国人患者が一番多く，約7割を占めた。患者の来院ルートは友人などによる口コミ情報が多かった。

④ 　日本で治療を受けたい外国人患者のうち，がん患者が一番多かった。

⑤ 　受け入れ側のメリットは，まず病院の増収増益である。また，外国人患者を通じて，日本の医療の良さを海外にアピールし，日本の医療国際化にもつながるとの回答が多かった。

⑥　コロナウイルスの感染リスクがあるにもかかわらず，外国人患者の受け入れに前向きである。今後，海外の病院との連携による外国人患者の受け入れの促進に4割以上の肯定的回答があった。その理由は，病院の増収増益と日本医療の良さを海外にアピールすることを通じて，日本の医療国際化の重要性が再度強調されたものである。

⑦　医療現場で最も大きな課題はスタッフと患者との間の異文化コミュニケーションの壁である。

⑧　受け入れ現場の問題点は，言語バリアによる精神的負担，異文化による精神的負担，労働時間が長くなると職員への負担になるなどの回答があった。ただし，これらの課題は経験の蓄積と受け入れ体制の整備により，徐々に軽減していくものとも考えられる。

　上記の回答に基づき，医療現場負担の軽減やコミュニケーション能力の向上などの課題が存在するとはいえ，日本におけるメディカルツーリズム展開の潜在性があることが分かる。特に治療目的の外国人患者のうち，中国人患者が8割以上を占め，がん治療を受けたい患者が多かったことが注目される。これは，前章の中国人患者へのアンケートからと同じ調査結果が出ており，日本でがん治療を受けたいという日本のメディカルツーリズムへの根強い支持があることは，改めて確認することができたと言える。そして，中国人患者を中心に日本のメディカルツーリズム市場の発展を促進していくという結論付けが可能になると考えられる。しかし，日本におけるメディカルツーリズムを効果的に展開，拡大していくためには，現行の友人の口コミ情報を主とする医療機関情報の入手という課題に対する改善が求められる。

　また，外国人患者の受け入れは，病院側のメリットを明らかにし，メディカルツーリズムの推進による日本の医療国際化への促進力にもなることが確認されたと言える。特にコロナの感染リスクがあるにもかかわらず，外国人患者の受け入れに積極的な回答は，メディカルツーリズムが既に一部の医療現場で受け入れられていると考えられる。これらの日本の医療国際化にも資するという回答から，「国際医療の推進は，日本の医療を本格的な医療国際化に導く可能

性がある」という仮説3の有効性は認められたと言えよう。

小　　括

　既述のように，今回の日本の医療機関従事者へのアンケートは，看護師と医師からなる回答がメインであり，立場の違いにより，アンケートはすべての設問に回答していただけなかった問題はあったが，医療現場では，外国人患者の受け入れにより，病院側の増収増益，日本の素晴らしい医療環境や医療技術の外国人患者へのアピールを通じて，日本における医療国際化につながるという明確なメッセージが伝わり，そして今後日本の国際医療発展の方向性がより明確になったと言える。

　特に外国人患者が高いコストをかけてまで，日本で高度な治療を受けたいということは，患者側のマイナスの健康状態から，ゼロ（健康に近い状態）に戻すのが最大の目的である。また，患者が日本での治療（入院）期間中に日本の医療サービスの良さを実体験し，心身ともに健康な状態になって帰国できるというプラスアルファの価値がより大きな意味がある。アンケートでは，回答者が「人命救助」を外国人患者受け入れの最重要理由としてあげていたが，これは，日本の国際医療の価値を外国人患者に理解してもらうための最も重要なメッセージになっていると言えよう。

注
1)　本アンケートは，筆者が在籍する優医会株式会社が日本におけるメディカルツーリズムの発展を調査する目的で行ったものである。アンケート調査結果の使用は同社の承諾が得られた。

第8章　主要ステークホルダーへのインタビュー調査

　第6章と第7章では，それぞれ日本の医療サービス利用経験者である中国人患者，そして，日本の医療現場の担当者である医師と看護師を中心にアンケート調査を実施した。アンケートは，より正確に国際医療現場の実態を反映するための設問を考案したが，一部は記入式の回答を回答者に求めたため，現場の声が十分に網羅できなかったと考えられる。そのため，より正確に日本におけるメディカルツーリズム展開の実態を把握し，より客観的に日本の医療国際化の本質を見極めるために，本章では，日本の国際医療現場のメインステークホルダーである①医師，日本で治療を受けた②中国人患者，そして，医師と患者を仲介する③医療渡航支援企業経営者にそれぞれインタビューを行い，アンケートで反映できなかった部分の補足作業を行う。

　上記3者へのインタビューの主旨は，国際医療サービスを提供する医師の視点からみた日本のメディカルツーリズム，また，需要者である患者の視点からみた日本の国際医療サービス，そして，医師と患者を結びつける国際医療コーディネーターの視点からみた日本の国際医療ビジネスという3者の視点から，日本におけるメディカルツーリズムのあるべき姿の確認作業を行う。

第1節　医師へのインタビュー

　医師インタビューに応じてくれたのは，日本のがん治療専門病院の医師及び心臓治療専門の医師各1名である。

1．がん治療専門病院医師Aへのインタビュー
筆者：貴病院はいつから外国人患者の受け入れを始めたのですか。

医師Ａ：当院は，ずっと前から日本に住んでいる外国人の方々，大使館の方々を対象に医療サービスを提供していました。今の場所に引っ越してきたのは2005年2月でしたが，当時の記録を見ると，2005年の1年間診た外国人の患者さんは5人だったかな。ただその人たちはみんな日本に住んでおられ，日本の国民健康保険に加入している方々です。2008年に私がここにきてからも，まだほとんどそういう人ばっかりでした。

　ただ，2009年に国の観光立国の一環としてのメディカルツーリズムの推進がはじまると，その年は重要な転機になりました。

筆者：コロナ前，貴病院では年間どれくらいの外国人患者を受け入れてきましたか。

医師Ａ：そうですね。2009年以降，ずっと右肩上がりに伸びてきました。最終的に2019年は，要言語補助者の方や，日本に住んで日本の保険を持っている外国籍の方などを入れると，一番多い年でした。訪日客の中にも，新規患者として中国やアメリカから来た人たちもいれば，もう治療を受けたが，年に一回とか半年に一回の頻度で帰ってくる人たちもいます。まず，要言語補助者から言うと，2017年513名，2018年636名，2019年684名で，2019年はピークに達した。その後，新型コロナウイルス感染症の影響で，ガクッと減りました。2020年の訪日患者数のうち，まず新患数でいうと，4月から3月の累計は247人でした。やっぱり国際医療は新型コロナウイルス感染症の影響を受けやすい分野ですね。

筆者：どこの国の患者が一番多いですか。

医師Ａ：それはもう言うまでもなく中国でしょう。でも最初は中国の方が少なかったんです。途中から爆発的に増えるようになり，その後はほとんど中国人でした。2019年に当院が受けた外国人患者のうち，中国人患者は78％を占めました。

筆者：これは面白い統計ですね。実は僕が調べている中でも，医療ビザを発行している数では，2019年全体で1,686件でしたが，その中でやっぱり83％が中国人で，この割合は合っていますね。

筆者：貴病院でがん治療を受けたいという理由は様々あると思いますが，何が一番だと思われますか。

医師A：まず状況をお話ししておくと，他の病院はどうか知らないけど，うちの場合は，外国人の患者さんに対して診療報酬・治療費の設定があって，これは高いです。日本で保険を持っている人の300％です。これは経済産業省からの指導があって，日本人と同じ保険の値段でやることはないと。日本の病院というのは日本人が税金を使って，自分たちでお金を出して，それで成り立っている医療システムなので，そこに外国の方が同じ値段で治療に入ってくるのはおかしいから，上乗せしても良いという国の許可がありました。だから，私たちもどのくらい乗せるのが適切か，いろいろ考えたけど，同じ病気をアメリカで治療したときにいくらかかるだろうかっていうことを一つの目安に考えると，まぁ，3倍以上は妥当という結論になりました。しかも，それは前払いです。どういう病気で，どういう治療をするっていうのが決まっており，そうすると，このくらいのお金ですということを前もってお知らせして，それを払った人を診ていたんです。そうしないと，その時にいろいろと社会問題になっていた外国人観光客が具合が悪くて，病院に行って治療してそのまま帰った人，いわゆる未収金問題がありました。私たちは特にがんというのはじっくり治療しなきゃいけない病気なので，ちゃんとまず前もって払ってもらって，早く済んだらもちろん返しますが，それからもし途中で長くなったらそれ以上払ってもらうこともあります。

　そして，それを払える人たちが来ることは前提です。そういう人たちは，例えば中国人患者の場合は，中国でその人たちの病気が分かったときにどうするかというと，やはり，そういう意識が高い人たちだから，良い大学の良い教授に治療してもらいたいと思っています。そのために高いお金を払っても良いと。だけど，中国の医療事情を見ていると，患者さんの数に比べて，そういうきちんとした医療サービスを提供できる施設の数や，医師の数はまだ相当限られていますね。だから，今そこのバランスが取れていないと思うので，どんどん中国の人たちのがん治療目的の来日が盛んになっていると思

います。

筆者：それよりも，ここの病院であれば，すぐに治療が受けられるということや，こちらにしてみれば，300％のお金を払っていることで，その人に対して，普通の日本人と同じように丁寧に接することができるので，そういうことで最初に来た患者さんたちがここで受けた治療に満足して，それが口コミを通じてネットワークが広がっていったと思います。

医師Ａ：たしかに中国の事情を聞いてみると，中国でがんという診断を受けても，そこからの手続きは大変だったそうです。その意味で，余裕のある人が，お金を出してでも日本ですぐに診てもらいたいという気持ちは分かります。

　実際，中国もそうだし，韓国もそうなんですけど，香港も有名な教授のところにたくさんの患者さんが集まります。ただし，中国や韓国に比べると，こっちの方が快適だろうなと思いますよ。

筆者：多くの外国人患者を受け入れる貴病院の受け入れ体制を教えていただけますか。

医師Ａ：ここが問題ですね。私が前から言っているのは，日本の病院の中には，患者さんの取り合いというか，実績を上げるために，外国人の患者さんをたくさん誘致して，例えば，重粒子線とか，目の手術とか，特殊なものを売り物にしてたくさん患者さんを受け入れようとする病院もあるけれど，私たちはあくまで日本人の患者さんのための病院です。ただし，日本で今一番たくさんのがん治療をしている日本を代表するがんの病院だとすると，そうすると，世界の中で今一番大きな問題であるがん治療，それを日本で一番やっている病院が，外国の人を診ないというわけにはいかないでしょう。

　そうすると，やはり診てほしいという要望に対しては，できるだけ応えたいです。だから，こちらから患者さんいませんか。というのではなくて，問い合わせがあった人に対しては，丁寧にやりたいです。そうすると，そのために必要な人数を雇用して，患者さんとのやりとりをきちんとしています。

　問題はがんなので，何の治療もできない人もいるし，どんなに治療してもどんどん悪くなる人も必ずいるわけです。だから，最初に診るか診ないか，

ここの病院に来てもらうところのスクリーニングがすごく大事なんですね。

　当院は，とにかく何らかの治療ができるだろう。そして，治療が効かなくなったとしても，その時にはお話しして帰れるだけの体力が残ってないといけないということで，最初のスクリーニングのセレクションがとても大事です。そのために，資料をもらって，「こういう人が来てもいいですか」というのを僕らが聞いて，「まあ，これだったら来てもらってもいいですよ」というふうに選んでいきます。だから，まず相当患者さんにセレクションをかけます。その代わり，そうやって来てもらった人に対しては，しっかり治療しましょうという体制ですね。

　また，専門的という意味で，僕らは，看護師にしても，何にしても，英語でのやりとりがきっと中心になるだろうということで，英語を喋る。アメリカで看護師経験がある人は結構いるんですよ。

　ただ実際に英語が役に立つチャンスがあまりないわけです。中国語ができることはとっても大事です。本当は，中国人の看護師さんとかを探そうという話もありましたが，いろいろ問題があって難しかったから，今は通訳をみなさん付けてくださいということになったんです。

筆者：実際に外国人患者を受け入れる前後，どのような議論がありましたか。

医師Ａ：最初はまず診療費です。値段の設定ですね。ただそこはもう300％というのを決めたので，あまり議論にならなかったです。あとは，普通のお部屋，4人部屋に入ると，他の患者さんとのコミュケーションが取れない，それから看護師とのコミュニケーションが取れない，それから生活習慣とかいろんな違いもあるだろうということで，条件として，外国人患者さんは個室に入ってもらうことにしましょう，通訳を付けるようにしましょう，そういう体制を決めるのに，少し議論がありましたかね。

筆者：なるほど。実際に個室ですと，患者さんにとってすごく良かったと思います。そこで，トータル的に，外国人患者を受け入れて良かったと思いますか。

医師Ａ：ええ，良かったと思いますよ。その理由は，一つには，なんだかんだ

言って，どうしても日本人は日本人だけを対象にするような，狭い世界で生活するので，みんな言わなくても，「このくらいのことはお互い分かっていますよね」というような感じでやっていて，それで時々お互い誤解があったりするんだけど，それを全然違う国の人たちがいて，その人たちと医療をする，その人たちの病気を治すという経験をするところで，うちの看護師や医師もみんな自分たちの，患者さんとは違う文化とか，コミュニケーションの大切さを学びますよね。それは大事なこと。それからわざわざ外国から治療を受けに来てくれるような病院に，私たちは働いているんだという意味で，誇りを持っています。やっぱり，ここで働くスタッフたちの満足度も上がると思いますね。だから，そう意味で良かったと思いますよ。もちろん，経営的にも助けになりました。

筆者：逆に外国人患者の受け入れで一番の問題点は何でしょうか。

医師Ａ：やっぱり，言葉，コミュニケーションが充分にできないために，思ったようなきめ細かい管理ができないことです。医師は手術すれば良いんだから，同じようなものなんだけど，経過中に合併症が起こるとか，何か困ったことが起こったときに，充分に説明が理解されないとか，患者さんが何を言っているのか，何を求めているのか，通訳に聞いてもなんかよく分からないことがあります。それは根本的な元々の違いがあるから理解できないことなんですけど。そういう意味で，コミュニケーションの問題が一番大きかったでしょう。

筆者：貴病院での外国人患者の受け入れにあたって，独自的な取り組みがあれば，教えていただけますか。

医師Ａ：やっぱり一番患者数が多かったときのことを考えると，例えば東大病院なんかは外国人患者を受け入れるのに，間にJTBとそれからEAJ（Emergency Assistance Japan）とそこを通じた人たちじゃないと受けないというように，そこが手続きを全部やるわけです。そして実際に病院に来てからも，そこの人たちが中に入ってきて，患者さんをアテンドしたりとかをしています。それは門をキュッと狭くしておくには良いですけど，中で完全に受け入

れ体制はできていないと思うんです。外国人患者に対しては，それではやっぱり不十分だと思うので，私たちの病院は，国際部ができて，ビザ取得段階から対応しています。患者が初めてきたときの院内の案内からアテンドし，かつ大事な手術の説明はきちんと行います。患者さんにとっては，とにかく当院に来れば，あとは全部当院側がやってくれることは特徴だと思います。

筆者：そうですね。これは患者にとっては，大変ありがたいことで，本当に安心できる材料です。次の質問ですが，貴病院は今後も外国人患者の受け入れを継続しますか。

医師A：そうですね。基本的なスタンスは同じです。でも実は2019年にどんどん増えていた頃ちょっと心配していたのは，やっぱり，外国人患者さんが多くなりすぎると，個室が足りないことです。私たちは日本人も外国人患者も全て平等です。というのであれば，順番に並んで待っていてもらいます。外国人患者を優先するわけにはいかないです。

　また，600人とか診ていると，外来も何しろ時間がかかるでしょう。言葉のやりとりだけでもね。それから，病室で入院しているときも，普通は「こうしといてくださいね！」で済むところが，言葉のこともあって，何度も行き来しなきゃいけない。だから，ギリギリだったんですよ，もうちょっと患者さんの数が多くて，収入的には良いねって話もあったけど。だけども，あのくらいがギリギリかなと思います。

　勿論，今後も受け入れを継続するんですけど，やっぱり患者さんのセレクションをし，ある程度の対応が見込める人，こちらの治療が充分に活かせる人，具合が上手くいかなくてもすぐに帰れるぐらいの体力がある人などのセレクションを行います。

筆者：なるほど。では，貴病院は今後海外の病院との連携などはお考えですか。

医師A：そこは難しいですね。患者さんのことではなくて，医学的な，アカデミック的なやりとりという意味では，海外の大きな病院とシスターシップを結んだり，お互いに医者が行ったり来たりしながら勉強するということはありえるけれども，患者さんをやりとりするために提携するかというと，難し

いんです。例えば大学であれば、中国の大学といくつか実際にアカデミックなやりとり、研修を受け入れるとかそういう提携を結んでいるところはありますけど、患者さんを優先にどうこうするというのはないんです。

筆者：最後に日本を代表している○○先生に、日本における医療の国際化に関して、ご見解いただけますか。

医師A：日本の場合、医療はビジネスにならないです。だから、野心のある人は、たくさんビジネスをやってたくさんの人に役立ってかつ金持ちになろうと思っている人は、大きな病院グループはあるけれども、金持ちになるためにやるのではなくて、病院をなんとか経営していくために。日本ではそれがせいぜいなので…今の保険システムがある限り仕方のないことなんですよね。そうすると、自分の技術を売って何か役立たせよう、あるいはビジネスを成功しようと思うと、ビジネスのできる海外に出かけて行くか、あるいは、日本の保険じゃない人を日本で治療するか、ってことになるのですね。だからそういう野心のある病院や医者は、外に出て行ったり、あるいは外国人をたくさん受け入れるための施設を日本に作ったりするかもしれない。だけど、完全な自由診療だけの病院っていうのは日本で成り立たないから…外国人の比率を上げることはできるかもしれないけど。

　結局、日本の病院がある程度自分たちの中で、国際化して外国人を診るっていうことに慣れなきゃいけないと思います。だからオリンピックは良いチャンスだったんだけど、結局コロナの影響で外国人は来ないようにしてしまったから。そういう意味では、外国人を診られる病院が限られているので。ただオリンピックに備えて、厚労省とかで、私もその会議に呼ばれて、マニュアルを作ったんですね、外国人患者を診るときのマニュアルを作って配ったんだけど、実際は来なかった。だけど、そういうのを通じて日本の病院がどこでも一応、外国人の患者を診られるようにというシステムを、段々作っていくのでしょうね。ただそういうのは、観光客が病気になって来たときにこうしましょうという話なんですよ。だからそうではなくて、本当の国際化っていうのは、日本でしかできない治療を受けるために、わざわざ日本に来

る，観光客が怪我するんじゃなくて，そういう人たちを今後も増やしていく
かなんでしょうね。でも国は頑張っていますよ。ジャパンホスピタルとか認
定したりして。

　最後に大事なとこなんだけど，ツーリズムというか，日本の医療を売ると
いうのは良いと思いますよ。世界に役に立つものがある。高度な医療を持っ
ているところに限らず，世界からその治療を受けたいって人がいたら，喜ん
でやるべきだと思います。

筆者：先生，今日は貴重なお時間をありがとうございました。

2．心臓専門医療機関医師Ｂへのインタビュー

筆者：貴病院はいつから外国人患者の受け入れが始まったのですか。

医師Ｂ：経産省の Medical Excellence JAPAN（MEJ）が海外に向けて日本の医
　療の活性化を打ち出した，2013 年頃から当院では受け入れの体制が整い，
　2014 年頃からは本格的に海外から心臓検査希望者が徐々に増えてきたかと
　思います。

筆者：新型コロナウイルス感染症前，年間どれぐらい外国人患者を受け入れて
　きましたか。

医師Ｂ：おおよそ年間 500〜600 組の受診者が来院いただいていたことになり
　ます。

筆者：新型コロナウイルス感染症で影響はありましたか。

医師Ｂ：当然 0 になり，まだまだ回復までは程遠く，当院ではその見込みはほ
　ぼないと考えています。月間 100〜120 組の心臓健診の受診者受け入れのうち，
　半分ときにはそれ以上が海外からの受診者でした。おおよそ年間 500〜600
　組の受診者が来院いただいていたことになります。

筆者：どの国からの患者が一番多いですか。

医師Ｂ：以前は最も多かったのは中国で 9 割 5 分程度の割合となっていました。
　その次となると，純粋な外国籍でいわゆるインバウンドとしての受け入れと
　なると，香港，カナダ，アメリカ籍の中国系の方か，ロシア，もしくは，日

本人の配偶者をもつ海外籍（米国・ヨーロッパ）の方が里帰りの際に，当院を受診するということが多かったと言えます。

筆者：貴病院が選ばれた一番の理由は何だと思われますか。

医師B：一つだけではないと思っていますが，受け入れてくれる雰囲気と医師らのホスピタリティ度が比較的に高かったこと，そして，積極的に紹介をしていただいたエージェントの努力ではないでしょうか。もう一つがあるとすれば，非侵襲的な心臓の画像診断を世界で最も数多くこなしている実績と，当日にその結果が分かり画像そのものを見ながら結果を説明し，生活のアドバイスなどをもらえるということだったのかもしれません。

筆者：貴病院の外国人患者の受け入れ体制（医師，看護師，スタッフなど）を教えてください。

医師B：院内のスタッフに共通している体制といえば，受け入れを許容する気持ちではないでしょうか。専門的な通訳や翻訳は，逆に信頼がおけるエージェントにすべておまかせすることで，オペレーションにバラツキがなくなり，スムーズでした。幸いスタッフのバックグラウンドも国籍や言語また海外等での様々な経歴を持つ者が集まっていますので，特別なにか教育をするようなこともなく，自然に受け入れていた気がします。

筆者：貴病院が外国人患者の受け入れの前後，どのような議論がありましたか。

医師B：議論は特にありませんでした。実際に受け入れてみると，受診者の個人差によって，ネガティブな事象もあったかもしれませんが，それらは，日本人の受診者でもまったく同じことが言えて，かえって海外から来られる方々のほうが礼儀正しく，当院の医療サービスに関心を寄せていただける姿が励みになったと思います。

筆者：外国人患者を受け入れてよかったと思いますか。

医師B：当然良かったと考えています。なぜなら，医療サービスを提供する者たちとして，様々な人種や文化はさておき，自分たちができる最新で最良の医療サービスを提供するという目的を明確に実感できる経験となったと思います。これからも，ぜひ続けていきたいですね。

筆者：逆に一番の問題点は何ですか。

医師B：問題点は特に感じませんでした。これは，良いエージェントとともにオペレーションしたおかげと考えています。

筆者：貴病院での外国人患者の受け入れにあたって独自な取り組みがあれば教えて下さい。

医師B：独自といえるかわかりませんが，当院では，2016年ごろからアウトバウンドの試みもスタートしました。2017年の海外の病院との提携を皮切りに，現在では32か所の中国本土の医療機関と提携し，当院の心臓画像診断を提供する活動をしています。いつまでもインバウンドで健診という時代は続かないということはその頃から当院では考えていたので，インバウンドをさらに呼び込むという相乗効果もありますが，本来やりたい医療サービスの実現に向けた取り組みと考えています。

筆者：貴病院は今後も外国人患者の受け入れを継続しますか。(継続の場合，具体的な施策を)

医師B：はい。先に述べたとおり，これからも受け入れの継続をします。日本から，一番お客様の多かった中国国内に向けて，また，日本に在住している多くの外国籍のご家族にむけて発信できると良いと思います。

筆者：貴病院は今後海外の病院との連携の継続をお考えですか。

医師B：すでに連携は数多くありますが，今後はよりバラエティがある国々の医療機関とも提携していく必要はあると思います。中国のようにこれから健康に対して十分な支出が可能になってくる国や，そういう文化はすでにあるが，当院のような心臓画像診断をうける機会が乏しい国々の医療機関と連携していくべきと考えています。

筆者：最後に，日本における医療の国際化に関して，ご見解をいただけますか。

医師B：残念ながら，日本国内のほとんどの医療サービスはまだまだ国際化できているとは言い難いのではないでしょうか。国内向けの保険診療において，ぎりぎり運営ができているという状態の医療機関も多く，当然国際化も視野にいれても，実施するためのマインドセットが存在していないと思います。

また，どうしても国内の医療サービス提供環境の背景には様々な規制や既得権益を求める構造があるがゆえに，安全ですばらしい医療サービスやそれを提供できる人材がいたとしても，芽を出しにくいともいえるでしょう。大がかりにできるというよりは，小さな単位で数多く国際化を目指す医療機関があるという姿が，日本の医療の国際化なのかもしれません。美容，健診・予防，治療などなど，様々なカテゴリが医療には存在します。日本の医療が国際化するためには，そういったカテゴリごとのマーケティングに加えて，横のつながりをもつコミュニティの存在もこれからは必要なのかもしれません。

筆者：今日は貴重なお時間をありがとうございました。

第2節　中国人患者へのインタビュー

患者インタビューに応じてくれたのは，男女別のがん患者2名である。

1．患者A（女性）へのインタビュー

筆者：いつ日本の病院で治療を受けましたか。どんな手術を受けましたか。

患者A：2018年5月29日，東京都内の大学附属病院で膵臓嚢胞摘出の手術を受けました。

筆者：中国国内で病気が見つかった後，どうして日本で治療することを決めたのですか。中国国内での治療は考えたことはないでしょうか。

患者A：日本の医療環境，提供しているサービスがとてもいいと思っていました。特に友達と日本の病院を見学した後，日本の医療従事者の皆さんは仕事に熱心で，常に患者第一と考えていることを自分の目で確認できました。

筆者：実際に日本で治療を受けて，日本の病院はどういったところを患者中心に考え，患者さんの需要を満たしていると思いましたか。

患者A：人によって感じ方が異なりますが，日本の場合，患者さん一人ひとりの病態・状態にあわせた治療方法を提供していると感じます。例えば，「手術後に服用する痛み止めの薬ですが，手術後に痛みがありましたら，我慢しないで教えてください。この薬で痛みが抑えることができなければ，先生に

相談して他の薬に変更していただくことが可能です」と言われました。中国国内の病院ではこのような対応を経験したことはありませんでした。

　そして，術後何日かして私は車いすに座って，看護師に外に連れていってもらい，日光浴をすることができ，とても気持ちが良かったです。入院期間中に家族の看病も必要なく，患者家族の緊張もやわらげ，患者家族への負担，特に患者への看護の負担も少なかったです。このようなことも中国国内では考えられないです。

　その他，私は術後日本の病院の ICU 病棟に入り，身体の状態も安定していなかったです。排便後，自分で身の回りの世話ができず，とても気まずかったです。でも，看護師はきれいに拭いてくれて，そして温水で洗ってくれてとてもよかったです。病院の職員の態度もよく，嫌な表情一つもなかったです。私は日本語が分かりませんが，病院の職員の言葉で彼らの心を感じました。病院の職員は心を込めて患者さんに医療サービスを提供していると思いました。病院は自分の家と違いますが，入院中は心配なく，つらいこともなく，安心して入院生活を送ることができました。

筆者：今回日本での治療を機に，日本と中国との治療理念の違いを感じたことがありますか。

患者A：日本で治療，特に手術を受けられた方は分かると思いますが，日本の治療方針あるいは治療ガイドラインは中国国内と違います。例えば，日本の場合は術後の翌日あるいは2日，3日後に患者さんに離床させ，リハビリを開始し，患者さん自身の力で回復させるのが普通です。ちなみに，私も手術の翌日から離床しました。しかし，多くの中国人患者はこのような治療方針を理解できず，受け入れることも難しかったのです。国と国との間の医療理念の違いで，国際医療コーディネーターにとってもこの点については説明が難しいと感じています。

　ただ，私の場合はコーディネーターを信じて最初から最後まで頼りにし，信頼しています。そして，私も治療してくださる医師，医療チームの皆さんを信じ，私のために最善を尽くしてくれると思っていました。離床のことに

関しては，私は習慣の違いというよりは文化の違いに原因があると思います。日本の場合は患者さん自身の力でリハビリし回復させます。これは中国での滋養物・栄養品ではなく，陽気を増して回復させることと同じではないかと思いました。

　私も手術の前，主治医の先生にオタネニンジンを食べていいでしょうかとお聞きしましたが，先生は不思議そうな表情でした。術後に栄養のある健康食品を摂取することは中国では普通ですが，日本の場合は患者さん自身の力で回復させます。術後，主治医の先生に毎日100歩を歩いてくださいと言われました。術後早々で疲れましたが，私は先生の指示通りに毎朝100歩を歩きました。先生もよくやりましたとほめてくれました。そして，また午後は300歩を歩いてくださいと先生に言われました。私は先生の目的がよく分かります。歩くことで体内の陽気を増やし，身体を回復させることと理解しました。

筆者：それは当然ですね。中国と日本の医療理念の違いを考えれば，皆さんに分かっていただけるようになると思います。実は患者自身が自分の体の状態をしっかり分かっていない可能性があります。個人的には日本の医者達がプロフェッショナル意識を持っており，まじめかつ慎重に治療を行いながら，患者個人の状況に応じた治療案を提供していると思います。

筆者：ところで，治療の過程で，一番困ったこと，または大変なことがあったでしょうか。

患者A：一番大変だったのは，やっぱり言葉です。私は外国人なので，中国と日本の文化がとても近いと思っていましたが，言葉ができないと難しいと感じました。英語も私の母国語でなくて，通訳者がいないときに日本の医師はだいたい通訳アプリを使っていました。それでも大変でした。しかし，医師や看護師の皆さんはそれらの難しさをしっかり配慮しています。毎日看護師さんが薬を持ってきてくれるとき，私が外国人であることを知っているため，事前にいろいろな準備をしました。例えば，通訳機器を持っていたり，中国語を書いている紙を持ったりすることで，なるべく私に楽な治療環境を提供

してくれました。

筆者：日本の医療費について，つまりコスト面でどのように感じていますか。

患者A：常識的に判断すると，「医療サービスの先進国で手術を受けると，費用が高すぎる」と思うかもしれませんが，実際はそうではないように思います。医療費だけを見ると，中国の医療費は日本より低いかもしれませんが，ただ，他の予測できない関連費用が含まれていないです。もう一つは，日本では病院と薬局が別々になっているので，治療効果のある安い薬があれば，絶対に高い薬を使わないと思います。つまり，患者さんに安心させることができます。そして，比較的にオープンで透明性のあるシステムと思います。

2．患者B（男性）へのインタビュー

筆者：今日はプライバシーに関する質問ばかりにもかかわらず，対応していただいてありがとうございます。早速ですが，どんな病気ですか。

患者B：胃がんです。

筆者：どうやって胃がんだと分かりましたか。

患者B：胃の調子が悪くて，食べ過ぎて消化不良かと思って，何日間か痛みを我慢していたのですが，痛みが止まらなくて，病院で胃カメラ検査をしたところ，がんだと言われました。

筆者：それはいつどこででしたか。

患者B：約6年前に，中国沿岸部の地元の病院でした。

筆者：いつ日本の病院で治療を受けましたか。どんな手術を受けましたか。

患者B：約5年半前に，日本のがん専門病院で胃がんの手術をしました。どんな手術？えっと，普通の開腹の手術でした。

筆者：どうして中国国内で病気が見つかったのに，日本で治療することを決めたのですか。中国国内での治療は考えたことはないのでしょうか。

患者B：最初は中国国内で治療をしようと考えていましたが，胃がんが見つかってすぐにいろんな手段を使って有名な医師へアプローチしましたが，どれも手術までに時間がかかるし，謝礼も高かったうえ，あまりいい態度とは言

い難い面もありました。それで，友人に紹介されて，日本を代表する有名な先生にセカンドオピニオンで診ていただきました。そこで，あまりにも説明もわかりやすくて，またじっくり時間をかけて説明していただいたし，何よりとても優しかったです。それで，日本で治療することを決心しました。

筆者：実際に日本で治療を受けて，いかがでしたか。

患者B：結論からいうと，とても良かったと思います。本当に来て良かったと思います。

筆者：どういったところが良かったですか。

患者B：ほぼすべてです。例えば術前説明の時，日本を代表する大先生が約30分も時間をかけてくださって，手術のメリットとデメリット，またどういうような手術をするのかを親身になって，わかりやすく説明してくれるし，一緒に頑張ろうねって励ましもしてくれるんですよ。本当に安心できたし，気持ち穏やかに手術を迎えることができました。それと，手術した直後，とても若い看護婦さんが老人の私に嫌な顔一つもせず，満遍なく体をきれいに拭いてくれたことも非常に感動していました。食事もリハビリも服薬も何もかも全部任せて，しっかりフォローして管理されていました。とても安心できました。これらは中国ではとても贅沢な体験です。本当に日本で手術して良かったと思います。

筆者：いい話ですね。すごく気持ちが伝わってきますね。こちらもうれしくなってきました。ところで，今回日本での治療を機に，日本と中国との治療理念の違いを感じたことがありますか。

患者B：あります。実を言うと，私は元々腹腔鏡手術の予定でしたが，術前検査で狭心症が判明して，先生の指示に従って，先にステンドを入れる手術をした後に再度胃がん手術をしようとしましたが，腹腔鏡手術では不十分ではないかと言われ，開腹の手術になりました。正直，知り合いの中国のお医者さんにも確認しましたが，ケースバイケースですが，私の場合，少なくとも私がお願いしてきた先生たちは胃がんの手術を優先するそうです。しかし，日本の先生の判断では，もし先に狭心症の治療を行わなければ，手術台から

降りられない可能性もなくはないので，リスクマネジメントとしては，まだ胃がんの方がコントロールできるということでした。いまだに正解が分からないのですが，結果的に急死の可能性から今術後6年目に突入したので，5年生存率というともうがんとバイバイですね。

　それと，日本のお医者さんは自分の病状をはっきり伝えてくるし，一緒に頑張ろうねって励ましてくれます。対して中国の場合，家族にしか伝えられないことが多くて，どっちがいいという話ではないのですが，やはり治療理念が違いますね。私は日本に来る前から自分の病名を知りましたので，日本に行って治してくれるんだという強い気持ちで臨みましたが，そうではない人もきっといたと思います。こればかりは一概にどっちがいいとか悪いとかの話ではないと思います。個人的にともに頑張ろうというスタンスが好きですね。

筆者：よく分かりました。ありがとうございます。ところで，治療の過程において，一番困ったこと，または一番大変なことは何でしょうか。

患者B：一番大変なことというと，私の場合，言葉ですかね。先生たちも優しくて，看護婦たちとかスタッフとかもいつもニコニコしてくれますが，やはり通訳を介しての会話なので，どこまで伝わるかわからないのが，大変だなと思いました。

筆者：日本の医療費について，つまりコスト面でどのように感じていますか。

患者B：単純に医療費を考えると，やや高めですが，まだ許容範囲だと思いますが，しかし，私の親戚の付き添い時の宿泊費用，また食事の費用，さらに，国際医療コーディネーター会社へ支払う紹介手数料，特に約2週間の入院中通訳者が24時間付きっきりの通訳料金も結構高額になります。トータル的に中国に比べて高めではありますが，先ほど言ったように，サービスの内容にかなり満足しておりますので，特にコスト面のプレッシャーを感じておりません。

筆者：先ほどおっしゃっていた通訳の料金とか医療コーディネーターの話とか，具体的にどんな感じですか。

156

患者B：私のような日本語が分からない人にとって，どこの病院の何々先生という情報はまず収集するだけでも難しいです。仮に分かったとしても，コンタクトもとれなければ，アプローチの仕方も分からないです。そこで，友人に紹介してくださった国際医療コーディネーターをやっている業者がいて，前言っていたセカンドオピニオンの手配も来日の手配も手術の手配も全部やっていただきました。もちろん，その間の通訳の派遣も含めてやってもらいました。本当に助かりましたよ。彼らがいなければ，成り立たないですからね。

　実際，かれこれもう6年目ですので，その間，私は帰国している間も，来日している間も，絶えずにやってくれて，多少料金設定が高めでも，安心して利用できます。特に日本にいない間のコロナ期間中も代わりに病院と連絡をとってくれたり，薬の手配をしてくれたり，非常に役に立ってくれて，大いに感謝しております。彼らがいないと，こんなに長い間は無理だと思います。

筆者：同業者の私からすれば，これ以上嬉しい言葉が見つからないです。ありがとうございます。今回の来日治療の心得について，帰国後知り合いなどへの共有をするつもりがありますか。

患者B：もちろんです。より多くの知り合いに共有したいと思います。こういうと不謹慎ですが，もっと仲間を増やしたいですね，そうすると一緒に治療しに来たり，ついでに旅行したりできたらと思います。

筆者：本日は貴重な時間本当にありがとうございました。ますます健康でありますように祈っております。

患者B：ありがとうございます。頑張ります。

第3節　医療渡航支援企業経営者へのインタビュー

　医療渡航支援企業インタビューに応じてくれたのは，経営者Aと経営者Bの2名である。

1. 医療渡航支援企業経営者Aへのインタビュー

筆者：御社は，主にどういった業務を行っていますか。

経営者A：弊社は主に越境国際医療コーディネーター業務を主業務としてやっ
　　ております。インバウンドをメイン事業として，いわゆるメディカルツーリ
　　ズムのような業務内容になっております。傍らで薬局を経営したり，クリニ
　　ックの経営にも関わったりしております。

筆者：御社はいつからインバウンド医療業務に携わりましたか。

経営者A：およそ2008年後半から2009年前半ごろですかね。今ほどメディカ
　　ルツーリズムというような呼び方がまだ騒がれていない段階でしたので，い
　　わゆる黎明期ですかね。

筆者：かなり早い段階で参入されましたね。先見の明があるといいますか，す
　　ごく先を見据えた選択でしたね。今までどのぐらい海外からの患者さんの医
　　療ニーズに対応しましたか。

経営者A：最初の2年間は年間数人しかいなかったですね，その後徐々に増え
　　てきて，それでも年間多くても数十人でしたが，およそ2014年か2015年あ
　　たりから，急に増え始めて，新型コロナウイルス感染症流行前の2019年年
　　末までに，毎年約500名前後に対応しました。

筆者：年間約500名でかなりの数になりますね。ちなみに，どういった医療ニー
　　ズが一番多いですか。

経営者A：ニーズというと，健診，セカンドオピニオン，治療などなどがあり
　　ますが，弊社はどっちかというと，健診の割合が多かったですね。

筆者：差し支えなければ，健診，セカンドオピニオン，治療など，それぞれの
　　割合を教えていただけますか。

経営者A：いいですよ。大まかですが，健診約7割，治療が2割，セカンドオ
　　ピニオンやその他は一割ぐらいですかね。2020年に入ってから，セカンド
　　オピニオンがほぼ100％ですけどね。

筆者：結構の数がいらっしゃいますが，外国人の方の中で国別というと，一番
　　多かったのはどの国ですか。

経営者Ａ：やはり中国からです。中国と言っても中国の大陸だけではなく，いわゆる中華圏ですね。大陸とか台湾とか香港からとか合わせるとかなりの割合になります。中でもとりわけ一番多いのが大陸から来ましたね。弊社のお客様の中で，トータル的に７割から８割ぐらいはほぼほぼ中国の大陸から来ました。ただし，弊社だけのお客様というと，健診とか治療はほぼ中国大陸であって，一方，美容や整形など台湾か香港などの問い合わせが多かったです。残念ながら，弊社は美容とか整形とかのアテンド業務がほとんどなかったので，結果的に中国のお客様がかなりの割合になりました。そのほかは東南アジア，モンゴル，一部ロシアなども来ましたね。

筆者：これまで対応した治療ニーズの症例の中，どんな病気の患者さんが一番多かったですか。

経営者Ａ：治療の場合はやはり一番はがん治療ですね。

筆者：どの部位のがんが一番多かったですか。

経営者Ａ：いろいろとありますよ。いろんな部位のがんがありまして，あくまで弊社のデータですけど，一番多いのが肺がんですね。あとは胃がん，大腸がんも上位に入りますね。そのほか，脳部腫瘍とか，あと喉頭がんとか，様々ですね。

筆者：国際医療コーディネーターとして実務を遂行してきた経験の中で，困っている問題点をいくつかあげられますか。

経営者Ａ：まず，大前提としては，我々は患者側と医療機関側に板挟まれている立場です。困っている問題点をあげるならば，双方から言わなければならない，例えばですけど，患者側の問題点としては，まず仲介業者に対する信頼関係をいかに構築できるかです。信頼していただいたうえで成り立つ商売なので，そこは割と苦労したところです。具体的に言うと，我々が提示した病院やお医者さんの情報をどれだけ信頼してくださって，またそれを実行できるかですね。それに，弊社が日本外務省指定の医療ビザ身元保証機関として，身元保証した医療ビザ取得者に関して，規定で定まった月一の報告業務はなかなかスムーズにお客様と連携できなかった点ですね。

　また，日本の医療機関側から要求された健診に関する事前検査キットの用意，あるいは問診票の回答など，やはりスムーズにできなかったケースが多く見受けられます。要するに，日本側の細かい要求を海外のお客様になかなか要求通りに対応してもらえなくて，困っていましたね。それに，文化の違いや習慣の違いなどで，故意ではないにしても，医療機関に迷惑をかけたりした時，医療機関からしたら窓口の弊社にクレームを言われたことですかね。具体的に言うと，ここ近年はほとんどないのですが，初期の頃，付き添いの方が何名もいて，一部狭い医療機関の中で長時間居座ったりして，ほかのお客様からクレームだったり，また，携帯電話をマナーモードにする習慣がなかったりして，いきなり大音量の着信音が待合室で鳴り渡ったりして，またもや弊社が医療機関に怒られたりしましたね。ここ何年かはむしろ海外のお客様の資質の高さに脱帽するほど感服しています。すみません，つい喋っちゃいました。

筆者：いえいえ，貴重なご意見ありがとうございます。お客様との間に逆に非常に良かった点があれば，教えてください。また，先ほどおっしゃった板挟みされたお話ですが，医療機関側との間，何か困っている点はありますか。

経営者Ａ：その前に，お客様との間によかった点は何といっても弊社の仲介でお客様の役に立った時ですね。すごく印象深いことがいくつもありますが，一つは普段とても健康そうで割と年齢層の若い方が健診で先天性心臓病が判明し，すぐに手術して急死のリスクを回避できて，お客様から感謝された時はとても嬉しかったですね。もう一人はやはり健診で早期大腸がんが見つかり，すぐに体に負担の少ない内視鏡でがん細胞ごと切除し，最小限のダメージで仕事復帰された後感謝の手紙をいただいた時とかですね。さらに，余命３カ月と言われ，どこも受け入れをしない晩期がんのお客様が弊社のアテンドで奇跡的に２年半も延命されて悔いなく亡くなった後，家族から感謝された時ですね。つまり，お客様に感謝された時が，我々仲介業者の最大の励みであり，よかったと思った点です。

　一方で，医療機関側との間に，治療に関しての最大の問題点は我々にとっ

ての VIP 客に対して，ごく一般の保険診療で外来された患者さんと同じ扱いをされて，長時間並ばされた挙句，診療点数300％取られた時，お客様に説明付かない点ですかね。また，健診に関しても，同じ健診項目を受けて2倍も3倍も費用がかかる海外のお客様に対して，お得意様という感覚が薄い点ですね。要するに，お客様にとって，費用対効果は低いところが，弊社のような仲介業者へしわ寄せすることへの問題意識はありますね。また，治療に関しては，お客様の立場からすれば一刻も早く治療を受けたいところですが，日本の医療機関側はキャパシティーの問題だったり，スピード感だったりといった，体感的なギャップが問題だと思います。つまり，私の感覚っていうと，お客様が高い料金を払って，サービスを買っている感覚ですが，医療機関側はサービスを提供している自覚がないというのが板挟みされている我々仲介業者が一番困っている点ですかね。

　もちろん，中にはかなりサービス意識が高くて，信頼関係も構築できている医療機関と長く良好な関係でウィンウィンできているところもあって，やっていてやり甲斐を感じるところもあります。

筆者：いろいろと大変ですね。今後，御社はインバウンド医療の仲介業務を継続的に行っていく予定ですか。継続する予定でしたら，上記のご発言を踏まえて，日本の国際医療をもっとスムーズに推進するため，改善すべきポイントがあれば，また日本の医療国際化に関するご見解を聞かせてください。

経営者A：そうですね，間違いなく継続していく予定です。あくまで個人的な意見ですが，インバウンドの自費対象のお客様対象に言うと，日本の国際医療を推進していくにあたって，もっと自由診療に関する意識を改めた方がいいと思います。どういうことかと言いますと，先ほど申し上げた通り，やはりサービスを提供している自覚をもって臨まれた方がよろしいかと思います。また，政府の明確なガイドラインを定めた方がいい気もします。今のところ，観光庁とか経済産業省からの熱意が伝わってきますが，医療機関を統括している厚生労働省があんまりいい顔色していないのがネックですね。いずれにしても，日本の医療国際化は時代の流れの気がしますし，ゆくゆく将来的に

そうならざるを得ないのではないかと思います。なぜなら，日本の医療国際化は必ず日本の医療レベルの向上につながると同時に，日本の国際医療のアウトバウンドも国際医療の貢献にもつながると信じているからです。弊社は微力ながら今後も引き続き，日本の医療国際化に力になれるように頑張っていきたいですね。

筆者：素晴らしい意気込みですね！　応援します。本日は貴重なお時間をいただきまして誠にありがとうございました。

経営者A：こちらこそ，ありがとうございました。

2．医療渡航支援企業関係者Bへのインタビュー

筆者：御社は主にどういった業務を行っていますか。

経営者B：外国人患者のインバウンド医療ですが，主に重症患者の日本での治療を手配しています。医療ビザの手配から来日後の通訳翻訳，病院との日程調整，その一連のいわゆる外国人患者が日本で治療する場合の，全てのサービスをワンストップで提供しています。その中で主に重症患者になるんですけど，重症患者で言っても，がん患者とか，脳腫瘍の患者，いわゆる3大疾病，あるいは難病の患者がメインです。それ以外に，当然健診とかもやっています。

筆者：御社はいつからインバウンド医療業務に携わるようになりましたか。

経営者B：個人的にこの仕事が始まったのは2010年からです。実際に組織として運用する会社を設立したのは2012年からです。

筆者：今までどのぐらいの外国人患者の医療ニーズに対応しましたか。

経営者B：2012年からの集計では，2021年までに合計で約5,000人以上の遠隔診療，来日健診・治療を含めた，医療インバウンドを提供してきました。

筆者：かなりな人数ですね。ちなみに，どういった医療ニーズが一番多いですか。

経営者B：社内の感覚では，人数から言うと，健診の患者が多いかもしれません。医療費収入，いわゆる客単価のその売り上げから見ると，やっぱり治療

が一番大きいですね。その中でとりわけがん患者が一番多いです。

筆者：差し支えなければ，健診，セカンドオピニオン，治療など，それぞれの割合を教えていただけますか。

経営者B：実際のところ，健診患者は5,000人のうち約30％，治療は40％程度，遠隔診療は20％です。遠隔診療は，特に新型コロナウイルス感染症の2〜3年間で増えてきています。要するに，それ以外の方法がないということで，遠隔診療は増えて，代わりに健診が来日不能のため，この3年は健診の数はほぼゼロです。だから，本当は新型コロナウイルス感染症がなければ，健診の割合がもっと多かったはずです。

筆者：そうですか。コロナの中，セカンドオピニオンやオンライン診療が増えてきているんですね。

筆者：外国患者のうち，国別でいうと，一番多かったのはどの国ですか。

経営者B：全体的に一番多いのはやっぱり中国ですね。全体の9割以上です。これは多分私が中国出身ということもあると思います。市場全体としてもやっぱり中国人患者が一番多いです。

筆者：これまで対応した治療症例の中，どんな病気の患者さんが一番多かったですか。

経営者B：一番多いのはがん患者ですね。

筆者：どの部位のがんが一番多かったですか。

経営者B：消化器がんと肺がんが目立つんです。トータルで言うと，消化器がんや胃がん，大腸がん，肝臓がんなどが多い順です。肺がんも多いですね。

筆者：国際医療コーディネーターとして業務を遂行してきた経験の中で，困っている問題点をいくつかあげられますか。

経営者B：まずは，情報の非対称性といって，いわゆる国境を渡って仕事するので，来日前から患者から得られる情報が不十分でかなり困ったことがあります。日本国内の病院に関する情報の不足も多々ありました。特に同じ患者がいろんな病院に通う場合，各病院との連携は思うように進まないです。

筆者：というのは，患者の来日前の，海外病院での診療データが完全に把握で

きないということですか。

経営者 B：ありましたね。例えば最初の段階では，中国の方ではいわゆる DICOM に関する情報を提供できない病院が多かった。近年は提供するようになりましたが，皆さんがクラウドに情報を保存するので，時にはダウンロードできないケースがあり，いわゆる患者自身が把握している情報は少ないんです。一方，こちらとしては，患者の治療を担当する中国の病院との連携がうまくいってないことがよくあります。要するに，不特定多数の病院なので，病院から直接患者の情報を得るのは非常に難しいです。

筆者：なるほど，やはり両方のデータのやり取りが大きな問題ですね。

経営者 B：この辺の解決策として，患者のあらゆる情報を収集し，そして専門のスタッフが分析・整理を行うようにしています。本来なら，例えば日本の医療情報提供書みたいな形で，中国のお医者さんからもらえるなら，かなり楽になります。もともと海外で診療を受ける患者さんが来日前に中国で複数の病院で診療を受けたため，バラバラな情報を整理するには，かなり苦労していました。

筆者：外国人患者に接して良かった点を教えてください。

経営者 B：患者さんは大体病状が深刻な状態で連絡が来るので，実際来日して治療が終わるまで，結構長い期間を要します。その間，一旦患者さんと信頼関係を作ることができれば，あとはスムーズになり，我々として非常にやりやすくなります。そういう患者さんと信頼関係ができたことによって，より良いサービス，より多くのサービスを提供できるのは，この仕事をやる人間にとって最も良かった点と言えます。いわゆる患者さんのプライバシーを全部こっちと共有してるので，それに合わせて，より多くの医療サービスを提供できることは，非常にいいことと思います，

筆者：今後，御社はインバウンド医療の仲介業務を継続的に行っていく予定ですか。継続の場合，上記の内容を踏まえて，日本の国際医療をもっとスムーズに推進するための改善点があれば，または日本の医療国際化に関するご見解を聞かせてください。

経営者B：もちろんです。新型コロナウイルス感染症のこの3年間もずっとや
っているんです。ただし，当社はただの仲介だけではなく，いわゆる患者さ
んに日本の医療サービスを提供することを通じて，より多くの付加価値を作
ることに力を入れています。先に説明したように，患者さんに日本の医療サー
ビスを紹介するにあたって，まずその情報の非対称性を解決することは重要
です。当然，日本で国際医療を推進する初期段階では，一部の業者がその情
報の非対称性を利用して，いわゆる仲介しているんです。要するに，私はあ
なたが持ってない情報を持っているから，それを利用してやっている部分も
あったんです。おそらく今後は市場が健全に発展するには，まずその情報の
非対称性を解消することは重要だと思います。例えば，セカンドオピニオン
やオンラインセミナーなど，教育までとは言わないですが，日本の医療に関
する知識の共有や，同業者間の情報の共有，患者との情報共有，また，医者
との情報の共有などを通じて，新たな付加価値の創出と提供を通じて，健全
な国際医療市場を作っていくことは不可欠と思っています。

筆者：大変すばらしいご見解ですね。ご成功を祈っております。本日は，ご協
力ありがとうございました。

小　括

　本章は，メディカルツーリズムに関係する主要ステークホルダーである医師，
患者，医療渡航支援企業の経営者という，それぞれ立場の異なる3者へのイン
タビューを中心に考察が行われた。

　医師は，両名とも国際医療現場で活躍する日本の代表的な医師であるが，共
通して外国人患者を受け入れてよかったと回答してくれた点は印象が深かった。
また，両医師はそれぞれ所属先の外国人患者の受け入れ状況や専門分野が異な
ることから，それぞれ現場で感じたものが異なっていることが分かる。がん専
門医療機関医師Aの場合，日本人患者を専門にスタートした病院であり，今で
も一般患者を中心に業務を展開しているため，どうしても一般医療の視点から，
国際医療を見る印象がある。それに対して，心臓専門医療機関医師Bの場合，

外国人患者を中心に診療を行っており，新型コロナウイルス感染症で外国人患者が来られなくなったため，病院の経営まで影響を受ける事態になったことは印象的である。また，両者の共通点としては，これからもメディカルツーリズムを積極的に推進していく必要があるとの認識である。その理由は，医療としての人命救助が第一，次に医療機関が外国人患者の受け入れによる増収増益を，新しい医療施設や人的資本の増強などに回せるからである。ただし，日本の医療国際化に関しては，両医師はそれぞれに置かれた立場から，「もっと推進すべき」と「時期尚早」とに意見が分かれた。

　一方，2名の患者へのインタビューから，日本で治療を受けてよかったと意見が一致した。たまたま両名ともがん患者であり，日本の医療技術に安心があるからと海外治療を受けた共通の理由があり，治療前から，医療渡航支援企業のスタッフを通じて，事前に綿密な打ち合わせがあったことが重要と強調された。そして，術後の回復が看護師さんを中心に行き届いたケアサービスのもと，順調に回復できたこと，特に中国で入院するなら，このような安心がある医療環境のもとでのリハビリはなかったと強調されたことへの印象が強かった。また，両患者は，共通して異文化の適応やコミュニケーションなどの課題が指摘された。

　最後に，医療渡航支援企業関係者へのインタビューの中から，一部改善すべき課題が浮上した印象がある。これは，企業自身の努力が足りなかった問題ではなく，メディカルツーリズムがスタートして間もない中，国の政策のもと見切り発車的に始まったが，準備不足と経験不足がゆえに生じた問題であり，今後改善の余地があると感じた。

　このように，日本におけるメディカルツーリズム展開の主要ステークホルダーへのインタビューを通じて，それぞれがメディカルツーリズムの経験による新たな付加価値の創出及び提供があったことを実感し，日本のメディカルツーリズムの持続的な発展に有益であることを確認できたことは何よりも重要と言える。

第9章 調査結果から仮説の再検証

　本書の第6章～第8章において，それぞれ中国人患者へのアンケート調査，日本の医療従事者へのアンケート調査，そして医師，患者，医療渡航支援企業経営者へのインタビューなどを通じて，日本におけるメディカルツーリズム発展の全貌をより正確に把握するための作業を行った。本章では，これらの情報に対する再検証を行うことにより，検証結果の精緻化を図っていく。

　本書の序章で設定していた研究目的は，日本におけるメディカルツーリズムの推進を機に，日本における本格的な医療国際化の可能性を検証することである。検証をより効果的にアプローチしていくために，本書は以下3つの仮説を立てた。すなわち，

　仮説1：中国は日本のメディカルツーリズム推進の原動力である。

　仮説2：日中国際医療の推進にあたって，中国人患者と日本医療機関に直面する問題に共通点があり，これらを解決すれば，日本の国際医療はより一層の発展の可能性がある。

　仮説3：国際医療の推進は，日本の医療を本格的な医療国際化に導く可能性がある。

　以下では，これらの仮説に対する再検証を行い，その有効性を実証する。

第1節　アンケート調査結果のクロス分析

　本節では，中国人患者と日本の医療従事者を対象に行ったアンケート調査結果の関連性を検証するにあたって，クロス分析の手法を導入する。クロス分析とは，調査資料やアンケートデータを2～3個の項目にしぼって，それらに属しているものがどのような関連性を持つかを確認する統計手法の一つである。

本書では，カイ二乗検定によるクロス分析を行う。

1．中国人患者の回答に対するクロス分析

　中国人患者のアンケート回答に対するクロス分析は，特に「アフターコロナの訪日中国人患者の動向」および，「メディカルツーリズムにおける通訳の活用」に焦点を絞って，カイ二乗検定による分析を行う。

a．「年収」×「新型コロナの流行が終息後，引き続き日本のメディカルツーリズムに参加したい」

　「年収」の質問に対して，選択肢のうち，「10万元以下」は9人 (8.8%)，「11万元～50万元」は38人 (37.3%)，「51万元～100万元」は29人 (28.4%)，「101万元～500万元」は20人 (19.6%)，「501万元以上」は6人 (5.9%) であるという回答が得られた。

　また，「新型コロナの流行が終息後，引き続き日本のメディカルツーリズムに参加したい」の質問に対して，「したい」は69人 (67.6%)，「する可能性がある」は18人 (17.6%)，「しない可能性がある」は2人 (2.0%)，「したくない」は3人 (2.9%)，「まだ分からない」は10人 (9.8%) であるという回答が得られた。

　上記の「年収」と「したい」と答えた回答数をまとめると，下表の通りになる。

年収	総人数	選択人数	比率 (%)
10万元以下	9	6	66.7
11万～50万元	38	25	65.8
51万～100万元	29	22	75.9
101万～500万元	20	11	55.0
501万元以上	6	5	83.3
合計	102	69	67.6

　このデータに対するカイ二乗検定を行うと，以下の結果が得られる。

年収	観測値 O	期待値 E	(O-E) ^2/E
10万元以下	6	6.1	1.40
11万元〜50万元	25	25.7	5.90
51万元〜100万元	22	19.6	4.50
101万元〜500万元	11	13.5	3.11
501万元以上	5	4.1	0.93
カイ二乗値 =			15.84
自由度 K= (5-1) * (2-1) =			4
確率 P=			0.05
有意水準 CHIINV（確率 P，自由度 K）=			9.49
帰無仮説は			棄却される

　中国人患者が「新型コロナの流行が終息後，引き続きメディカルツーリズムに参加したい」と，「年収」とは無関係であるという帰無仮説は棄却される。つまり，中国人患者がアフターコロナも引き続き日本のメディカルツーリズムに参加したいことが検証された結果になる。なかでも，年収「10万から100万元」の所得層が強い参加意向を示したことが注目される。

　マッキンゼーの発表によると，都市部に住む中国人の世帯所得は近年大きく上昇した。2010年から2018年にかけて年収138,000元から197,000元の人口は，

図表 9 - 1　中国都市部中流階級人口の推移

Annual household disposable income 2018 real RMB terms		Urban Population in China mn
		2010　　　　　　　2018
Global	>390K	6　　　　　　　10
Affluent	297–390K	3　　　　　　　10
Mass affluent	197–297K	10　　　　　　63
Upper aspirant	138–197K	34　　　　　　311
Aspirant	79–138K	403　　　　　257
Lower aspirant	49–79K	134　　　　　89
Poor	<49K	79　　　　　　72
Upper aspirant & above population. % of total		～8%　　　　～49%

出所：McKinsey Global Institute

3,400万人から3億1,100万人に増え，そして年収197,000元以上から297,000元
の人口は，1,000万人から6,300万人に増加していた。この2つのセグメントを
中産階級とするなら，中国では約4億人がこの階級に属することになる。さら
に中産階級以上の富裕層を入れると，都市部の人口に占める中産階級以上の比
率は49％へ上昇していく（図表9-1）。つまり，これらの中産階級以上の人た
ちは，アフターコロナ時代における訪日メディカルツーリズムの予備軍になる
と考えられる。

b. 「日本のメディカルツーリズムの参加回数」×「医療通訳の対応」

「日本メディカルツーリズム参加回数」という質問に対して，回答者から，「1
～3回」は84人（82.4％），「4～6回」は9人（8.8％），「7～10回」は4人（3.9％），
「11回以上」は5人（4.9％）であるという回答が得られた。

また，参加者の「通訳の対応について」の質問に対して，「とても良かった」
は61人（59.8％），「普通」は28人（27.5％），「あるところがよくなかった」は3
人（2.9％），「よくなかった」は1人（1.0％），「どちらでもない」は9人（8.8％）
であるという回答が得られた。

ここで，「メディカルツーリズムの参加回数」と「医療通訳の対応がとても
良かった」という回答をまとめると，下表のようになる。

訪日経験	総人数	選択人数	比率（％）
1～3回	84	48	57.1
4～6回	9	8	88.9
7～10回	4	3	75.0
11回以上	5	2	40.0
合計	102	61	59.8

上記のデータに対するカイ二乗検定を行うと，以下の結果が得られる。

訪日経験	観測値 O	期待値 E	(O-E) ^2/E
1～3回	48	50.2	0.10
4～6回	8	5.4	1.27
7～10回	3	2.4	0.15
11回以上	2	3.0	0.33
カイ二乗値 =			1.86
自由度 K= (4-1) * (2-1) =			3
確率 P=			0.05
有意水準 CHIINV（確率 P，自由度 K）=			7.81
帰無仮説は			棄却されない

　つまり，中国人メディカルツーリズム経験者の「メディカルツーリズムの参加回数」が「医療通訳の対応」の「とても良かった」と回答したのと無関係という帰無仮説は棄却されない。

　この検証結果は，一見すると，中国人患者が医療通訳の対応に満足度が高いように見えるが，中国人メディカルツーリズム参加者が日本の医療サービスを利用する時の通訳活用の実態が必ずしも正確に反映されているとは限らない可能性がある。なぜなら，「設問 25　日本で治療を受ける時のコミュニケーション方法について」の回答では，「友人に通訳してもらう」の回答は 31.37％に達したという調査結果がある。本来なら，医療現場での通訳は高度な専門知識と語学力が求められるが，友人に通訳してもらったということは，おそらく本格的な治療に入っておらず，一般の健診・検診にとどまるケースが多いからと推察される。すなわち，言語のバリアという課題は，本格的な治療を目的とする患者の中でこれからも存在し続けるだろうと考えられる。

2．日本医療従事者の回答に対するクロス分析

　日本医療従事者のクロス分析は，本書が重要視する「外国人患者受入の年数」と「外国人患者の受入」との関係性および，「外国人患者受入の年数」と「日本の医療国際化」との関係性を中心に行う。

a. 「外国人患者受入の年数」×「外国人患者受入についての意見」

　「外国人患者受入の年数」については，有効回答数は 98 件で，そのうち，「1年未満」は 12 人（12.2%），「1〜3 年未満」は 30 人（30.6%），「3〜5 年未満」は21 人（21.4%），「5 年以上」は 35 人（35.7%）であるという回答が得られた。

　また，「外国人患者受入についての意見」については，有効回答 98 件のうち，「どちらかといえばよかったと思う」は 51 人（52%），「どちらかといえばよくなかったと思う」は 3 人（3.1%），「よくなかったと思う」は 3 人（3.1%），「どちらともいえない」は 21 人（21.4%），「受入れてよかったと思う」は 20 人（20.4%）であるという回答が得られた。

　上記の「外国人患者受入の年数」と「外国人患者受入の意見」の回答内容は，下記の図でまとめられる。

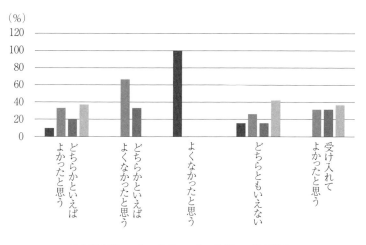

　そして，「外国人患者受入の年数」と外国人患者受入に「よかった」と「どちらかといえばよかったと思う」と回答した内容をカイ二乗値検定すると，以下の結果が得られる。

172

受入実績	観測値 O	期待値 E	(O-E) ^2/E
1年未満	5	8.1	1.19
1〜3年未満	23	22.1	0.04
3〜5年未満	16	14.7	0.11
5年以上	26	25.1	0.04
カイ二乗値 =			1.37
自由度 K= (4-1) * (2-1) =			3
確率 P=			0.05
有意水準 CHIINV（確率 P，自由度 K）=			7.81
帰無仮説は			棄却されない

つまり，「外国人患者受入の年数」と外国人患者受入の「よかった」と「どちらかといえばよかったと思う」のは無関係の結果が検証された。

日本におけるメディカルツーリズムの開始から今日まで10数年経ったとはいえ，本格的にメディカルツーリズム参加者を受け入れる医療機関は限りがあるため，回答者の多くは，メディカルツーリズム参加者以外の在日外国人患者に接しており，その実態が回答に反映されている可能性が高い。その結果，「外国人患者受入の年数」と外国人患者受入に対する「よかった」と「どちらかといえばよかったと思う」とは無関係という検証結果が得られたのではないかと考えられる。そのことから，日本における本格的なメディカルツーリズムがまだ医療現場に浸透していないと推察される。

b.「外国人患者受入の年数」×「日本における医療国際化の推進」

「日本における医療国際化の推進」について，有効回答102のうち，「推進すべき」は52人（51.0％），「推進しても良い」は37人（36.3％），「どちらともいえない」は11人（10.8％），「まだ推進すべきではない」は1人（1％），「推進しない方が良い」は1人（1％）であるという回答が得られた。

「外国人患者受入の年数」と「日本における医療国際化の推進」の関係は次の図で示される。

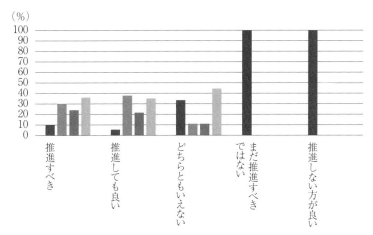

■1年未満　■1〜3年未満　■3〜5年未満　■5年以上

上記のデータに対するカイ二乗検定を行うと，以下の結果が得られる。

受入実績	観測値 O	期待値 E	(O-E) ^2/E
1年未満	7	10.7	1.25
1〜3年未満	29	26.6	0.21
3〜5年未満	20	18.6	0.10
5年以上	31	31.1	0.00
カイ二乗値 =			1.56
自由度 K= (4-1) * (2-1) =			3
確率 P=			0.05
有意水準 CHIINV（確率 P，自由度 K）=			7.81
帰無仮説は			棄却されない

　「外国人患者の受入年数」と「日本における医療国際化の推進」とは無関係という帰無仮説が棄却されない。つまり，「外国人患者受入の年数」と「日本における医療国際化の推進」とは関係がなく，現段階において，医療関係者として医療国際化の推進への希望は強くなっていないという結論である。

　その背景には，上述の「外国人患者受入の年数」×「外国人患者受入の意見」の検証結果と同じように，回答者の多くは，職場で接している外国人患者は在日外国人の可能性が高く，その内容を回答していることがある。つまり，

医療機関従事者（回答者）が日頃多忙な医療現場に対応するだけで精一杯のため，まだ日本における医療国際化の推進を考えるほどの段階に至っていないと推察される。

第2節　インタビュー内容から本書の仮説に対する予備的検証

　上記の中国人患者および，日本の医療従事者へのアンケート内容に対するクロス分析を踏まえて，本節では，さらに医師，患者，医療渡航支援企業経営者へのインタビューの内容をもとに，特に治療目的という狭義のメディカルツーリズムの発展の現状，問題点，医療機関の取り組み，医療国際化への展望などをまとめ，本書の冒頭で言及してきた3つの仮説に対する予備的検証を行う。

1. 医師へのインタビューの概要

　図表9-2は，日本の医師へのインタビューの概要をまとめたものである。

　がん専門と心臓検査を専門とする2つの医療機関においては，新型コロナウイルス感染症流行前年間500～600人の外国人患者を受け入れており，中国人患者が主要治療対象であった。また，両病院はともに当該分野の日本の最高水準を有する医療機関であるため，高い医療技術やこれまでの治療実績に医療コーディネーターの紹介の効果も加えられ，外国人患者に人気の高い病院であった。そのため，病院側では，外国人患者専門の国際部を設置したり，スタッフに外国語訓練や，海外病院との連携などを通じて，外国人患者にとって質の高い医療支援体制の構築に尽力してきた。もちろん，外国人患者の受け入れのメリットも大きかった。中でも，外国人患者から徴収した高い医療費に伴う病院側の増収増益，海外における病院のブランド力の向上による多くの外国人患者の誘致，さらに異文化コミュニケーション機会の提供によるスタッフのモチベーションの向上などがあげられる。

　一方の問題点としては，外国人患者との異文化コミュニケーション力の不足や，外国人患者専用個室の不足などの課題があげられる。また，日本の医療国際化に関しては，時期尚早であるが，海外医療機関との医師交流や研修などに

図表 9 - 2　日本の医師へのインタビュー内容のまとめ

	医師A	医師B
医療機関	・日本を代表するがん専門病院	・日本を代表する心臓検査専門病院
外国人患者受入開始と人数	・2005 年頃〜 ・コロナ前まで年間 500 〜 600 名	・2014 年頃〜 ・コロナ前まで年間 500 〜 600 名
外国人患者の主要出身国	・中国人患者 8 割程度	・中国人患者 9 割以上 ・その他は中華圏患者
国際医療展開の目的	・外国人患者の治療ニーズに応えるため	・最新で最良の医療サービスを提供すること
外国人患者受入をめぐる議論	・治療費の設定 ・通訳の手配 ・病室の配置	特になかった
外国人患者に選ばれた理由	・治療の実績 ・仲介会社の紹介 ・高い医療技術	・病院の雰囲気とホスピス度が高い ・エージェントの努力 ・治療の実績
治療費の設定	日本の保険治療の 3 倍	言及せず
病院側のメリット	・増収増益 ・異文化コミュニケーションの大切さを学べる ・スタッフたちの満足度が上がる	・増収増益 ・ブランドの認知 ・新たな外国人患者の誘致
外国人患者の受入体制	・国際部の設置 ・英語対応スタッフの配置 ・外国人患者の個室対応	・海外医療機関との連携 ・特に中国は中心に信頼がおけるエージェントとの連携
問題点	・異文化コミュニケーション ・中国人看護師の雇用が難しい ・個室不足の心配 ・日本人患者を優先する必要がある	・良いエージェントと効果的なオペレーションのもと，特に問題点を感じない
今後外国人患者の受入	・引き続き外国人患者を受け入れる ・海外医療機関との患者のやり取りは難しいが，医師間の交流，研修は推進していく	・今後も心臓画像診断を受ける機会が難しい国々の医療機関と連携していく
国際化への見解	・医療はビジネスにならない。 ・日本の病院は外国人患者の治療に慣れる必要がある ・治療を受けたい患者がいれば，喜んで対応する	・日本の医療国際化は不十分 ・日本の医療が国際化するために海外向けのマーケティング戦略および，横のつながりを持つコミュニティの拡大が必要

出所：筆者作成

　前向きと回答した医師Aと，海外マーケティング戦略を通じて，より多くの外国人患者の受け入れを通じて，日本の国際医療を積極的に推進すべきと回答し

た医師B，という両名の意見が分かれたように見えるが，将来に向けて日本の医療国際化が進むという方向性に共通の認識ではないかと筆者は感じる。また，外国人患者の受け入れに関しては，今後も引き続き受け入れたいと両医師が前向きである。

2. 中国人患者へのインタビューの概要

　図表9-3は，日本の医療機関を受診した，中国人患者へのインタビューの概要をまとめたものである。

　中国人患者両名ともがん患者であり，2018年に日本で治療を受けた。来日治療のきっかけは医療渡航支援企業の仲介によるもので，医療コーディネーターの対応は良かったという。また，日本の治療を受けてよかったと感じたことは，医師と看護師の術前，術後の対応がいずれも親切丁寧で，家族の付き添いが不要な点も良かったという。中国との治療理念の違いは，病状が術前に正確に患者に伝えること，術後の早期リハビリ，患者自身の回復力を重視することなどがあげられた。

　一方で問題点としては，医師インタビューと同様にコミュニケーションの問

図表9-3　中国人患者へのインタビュー内容のまとめ

	患者A	患者B
症状	・すい臓がん（女性）	・胃がん（男性）
治療時期	・2018年5月	・2018年
日本で治療のきっかけ	・医療渡航支援企業の仲介	・医療渡航支援企業の仲介
医療コーディネーターの対応	大変良かった	大変良かった
治療で良かったと感じたこと	・医師の対応が親切 ・術後，看護師の対応がよかった ・入院中，家族の介護は必要なし	・術前の説明は丁寧 ・術後，看護師の対応が親切
中国との治療理念の違い	・術後，早期リハビリの開始 ・患者自身の回復力を重視・	・患者に病状を正確に伝えてくれる
治療で一番困ったこと	・言葉の問題	・通訳を介した会話
医療費	・特に高いと思わない	・中国より高いが，コスパが良い

出所：筆者作成

題があげられた。また，医療費に関しては，特に高いと思わない，またコスト
パフォーマンスが良いと回答された。

3．医療渡航支援企業経営者へのインタビューの概要

　図表9-4は，医療渡航支援企業経営者へのインタビューの概要をまとめた
ものである。

　医療渡航支援企業両社ではともに日本におけるメディカルツーリズムの本格
的な推進（2009年頃）に合わせて，国際医療コーディネーター業務が始まった。
健診，治療およびその他の関連業務の紹介を主としていた。年間対応患者数は
500名程度で，中国人患者が平均8割に達し，その中では，がん患者がメイン

図表9-4　医療渡航支援企業経営者へのインタビュー内容のまとめ

	経営者 A	経営者 B
主な業務	・越境国際医療コーディネーター	・重症患者の日本での治療を手配
国際医療業務の開始時期	・2008年〜2009年頃	・2010年から
患者の主なニーズ	・健診（7割），治療（2割），セカンドオピニオン・その他（1割）	・健診（3割），治療（4割），遠隔診療（2割），その他（1割）
年間対応患者数	2014年以降患者が急増し，年間500名程度対応	2012年〜2021年約5000人程度
対応患者の国別	・中国人患者7〜8割 ・その他は東南アジア，モンゴル，ロシアなど	・中国人患者9割 ・その他は1割
患者の主な治療目的	・がん治療	・がん治療
困っていること	・患者と病院の板挟み	・医療情報の非対称性
良かったこと	患者との信頼関係の構築によるウィンウィン関係	医師，患者，同業他社との情報共有による新たな付加価値の創出
今後日本の国際医療の推進に見解	・今後も国際医療仲介業務を継続していく ・患者の自由診療に対する医療機関の意識改革 ・政府による明確なガイドライン	・今後も国際医療仲介業務を継続していく ・医療情報非対称性の解消 ・健全な国際医療市場の整備

出所：筆者作成

であった。国際医療をやってよかったと思ったことは，患者との信頼関係の構築を通じて，企業と患者とのウィンウィン関係が生まれたこと，また医療情報の医師，患者，同業他社との共有により，新たな価値の創出があったことがあげられた。

　一方の問題点としては，時には病院と患者との板挟みになることがある。多くのケースは医師と外国人患者との間に存在する医療情報の非対称性に起因するという。そのため，医療機関の意識改革，国による明確なガイドラインの作成を通じた情報の非対称性の緩和，そして健全な国際医療市場の整備が不可欠であるというのが，医療渡航支援企業側の見解であった。

4．インタビュー内容から３つの仮説に対する予備的検証

　既述のように，本書では，３つの仮説に対する検証を行うことが主要目的である。これらの３つの仮説を，下記のように再確認する。

　仮説１：中国は日本のメディカルツーリズム推進の原動力である。

　仮説２：日中国際医療の推進にあたって，中国人患者と日本の医療機関に直面する問題に共通点があり，これらを解決すれば，日本の国際医療はより一層の発展の可能性がある。

　仮説３：国際医療の推進は，日本の医療を本格的な医療国際化に導く可能性がある。

　以下では，医師，中国人患者，医療渡航支援企業経営者という３者の視点を集約したうえ（図表９-５），上記３つの仮説に対する予備的検証を行う。

　図表９-４でまとめられたように，医療機関と医療渡航支援企業が受け入れた外国人患者のうち，いずれも中国人患者が８割以上に達し，しかもがん患者が絶対的に多いことが分かる。この比率は，政府が外国人患者に発給する医療ビザに占める中国人患者の比率とほぼ同じである。つまり，仮説１の中国人患者は日本のメディカルツーリズム推進の原動力であるという仮説に対する予備的検証は成立したといえる。

　また，国際医療における医療機関と外国人患者との医療情報の非対称性は，

図表 9 − 5　仮説と医師・患者・経営者インタビュー概要

	医師	中国人患者	医療渡航支援企業経営者
仮説 1 （主な患者）	中国人患者 8 割以上 （がん患者多数）		中国人患者 8 割以上 （がん患者多数）
仮説 2 （主要問題点）	患者との コミュニケーション	医師・看護師との コミュニケーション	医療情報の非対称性
仮説 3 （医療国際化）	時期尚早と進めるべきと意見が分かれる	日本での治療情報を友人と共有	医療機関の意思改革および制度の整備により，健全な国際医療を推進すべき

出所：筆者作成

　医療渡航支援企業の仲介により緩和されていく可能性があるということは，本書第二章の国際医療財の特徴で見てきたように，医療情報の非対称性が完全になくなるものではなく，これらの問題は，患者が来日前，来日治療中，帰国後のいずれかの段階に存在し続けるものと考えられる。特に在日治療中，一部の情報の非対称性から生じる理解の違いが，医療現場スタッフと中国人患者との間に言葉のバリアが存在するがゆえにトラブルが生じる可能性があると考えられる。これらの問題は，仮に同時通訳アプリなどを活用しても，異文化コミュニケーションの問題は簡単に解消できず，当面存続し続ける問題であろうと言える。つまり，中国人患者と日本医療機関に直面する問題点に共通点があるという仮説 2 に対する予備的検証は成立したと言える。一方，今後において，医療機関では，特に現場担当の看護師などを中心に，異文化コミュニケーションを高めるための訓練を通じて，早期に国際医療に慣れることは問題改善の方法の一つであると考えられる。

　そして，日本の医療国際化に対して，現段階は時期尚早の意見があったが，反対しているわけではなく，むしろ近い将来医療国際化という方向性に向かうとの理解である。一方の医療渡航支援企業経営者が日本の医療国際化に強い期待があった。また，患者側から日本での治療経験を知人・友人に共有したいと意思表明があった。このような患者側の視点から，日本での治療経験の発信を通じて，特定の治療分野において日本が有する高度な医療技術の PR 効果となり，

180

日本の医療国際化を中国人患者の側面から支援していく効果が期待される。つまり，上記の内容をまとめると，仮説3の日本に医療国際化を導く可能性に関する予備的検証は成立したと言える。

■ 第3節　本書の仮説の再検証

　本書は，アンケート調査とインタビュー調査という実証研究の手法を用いて，中国人患者，日本の医療従事者，医療渡航支援企業経営者などのメディカルツーリズムの主要ステークホルダーから関連情報の収集・解析をし，総合的にまとめることにより，本書の3つの仮説の検証を目指している。

　アンケート調査では，中国人メディカルツーリズム経験者102人を対象に「日本メディカルツーリズム体験に関する調査」および，日本の医療従事者109人を対象に「外国人患者受入の実態に関するアンケート調査」をそれぞれ行った。

　また，アンケート調査だけで不十分な可能性があることに備えるため，医師，中国人患者，医療渡航支援企業経営者にメディカルツーリズムの実体験，取り組み，医療国際化などに関するインタビュー調査を同時に実施し，実証研究結果の精緻化を試みた。

　そして，アンケートの回答に対して，いくつか重要と思われる項目をピックアップし，カイ二乗検定という統計手法を活用したうえ，アフターコロナの中国患者による日本のメディカルツーリズムの参加，克服すべき課題および，受入側の見解，日本の医療国際化などの検証を行った。

　以下は，これまでの検証内容を総合し，まとめたうえ，本書の3つの仮説に対する再検証を行う。

仮説1：「中国は日本のメディカルツーリズム推進の原動力である」への再検証

　中国人観光客訪日の本格化は，2003年以降の日本における観光立国の推進に伴った対中観光ビザの緩和から始まった。その後，団体旅行を中心とする訪日の形態から，リピーターを中心に個人旅行者の増加をもたらした。これらの

個人旅行参加者は観光地の各種イベントに参加しながら地域住民との交流を深め，やがて日中国際観光コミュニティの形成といわれる現象となった。このような中国人観光客による訪日観光形態の進化は，メディカルツーリズムにも反映されていた。観光のついでに「健診・検診」などの日本の医療サービスを利用するというニューツーリズムは，健康意識が高まりつつある中国人観光客にも高い人気を得て，利用者が次第に増えるようになった。中でも，本格的な治療を目的とする中国人患者の増加が注目される。このような難病・重病の治療を目的とする中国人患者の来日実績は，医療ビザで来日した外国人のうち，8割が中国人患者を占めるという統計で確認される。また，外国人患者を多く受け入れる医療機関の医師および，外国人患者への医療コーディネーターを行う医療渡航支援企業経営者へのインタビュー調査からも同様の結果が得られた。

　一方，日本での治療を受ける中国人患者のうち，特に高い医療技術を有し，術後の生存率が高いとされる日本のがん治療分野に中国人患者が集中するという調査結果が判明した。その背景には，近年中国社会における所得の向上に伴う国民の健康意識の改善，なかでも死亡率が高いとされるがん治療に強い関心を持ったことがある。日本のがん治療における高い技術と経験の蓄積から，一部の富裕層を中心に日本での治療を目指して渡航する患者が目立ってくるようになったと考えられる。

　日本の医療サービスに対する好感度が高まりつつあるという実態は，中国人患者の日本でのメディカルツーリズムの満足度からも反映されている。中国人患者へのアンケート調査では，受付サービスは「とても順調で良かった」73.53％，看護師の対応は「とても良かった」73.53％，医師の対応は「とても良かった」70.59％，治療全体は「とても良かった」66.67％という調査結果が得られ，また医療費も妥当であるという回答があった。つまり，中国人患者の日本の医療サービスの利用については，現段階において，いずれの調査項目も高い満足度を示す結果となった。

　これらの高い満足度を踏まえて，アフターコロナも引き続き日本のメディカルツーリズムの参加に関するクロス分析では，「引き続きメディカルツーリズ

に参加したい」と，「年収」とは無関係であるという帰無仮説は棄却された。つまり，中国人患者がアフターコロナも引き続き日本のメディカルツーリズムに参加したいという検証結果である。なかでも，年収「10万から100万元」の所得層の参加意向が強いことが分かる。

「10万から100万元」という所得層は，中国の都市部では中産階級に属しており，約5割の世帯が同所得層に帰属するという統計がある。すなわち，治療目的の日本のメディカルツーリズムの参加に必要な収入を有する人口は，中国都市部人口の半分にあたるという計算になる。これはつまり，これからもがん治療などの特定の病気治療を中心とする中国人患者が引き続き日本のメディカルツーリズムに参加してくる可能性が高いと推察される。

このように，上記の各種の検証結果から，「中国は日本のメディカルツーリズム推進の原動力である。」という，仮説1の有効性は実証されたと言えよう。

仮説2：「日中国際医療の推進にあたって，中国人患者と日本医療機関に直面する問題に共通点があり，これらを解決すれば，日本の国際医療はより一層の発展の可能性がある」への再検証

既述のように，メディカルツーリズムは，治療や健診・検診のニーズを有する外国人患者がほかの国・地域を訪れ，医療サービスを受けることである。医療分野において，医師と患者との間に情報の非対称性という課題がしばしば指摘される。一方でメディカルツーリズムに参加し，海外の医療サービスを利用する際，この情報の非対称性が緩和される可能性がある。なぜなら，メディカルツーリズムの場合，医師と外国人患者の間に国際医療コーディネーターが介在する場合が多く，外国人患者が渡航する前から海外で受ける予定の医療サービスに関する情報は国際医療コーディネーターを通じて一定のレベルで理解・共有しているからである。もちろん，この情報の非対称性が緩和されたとは言っても，完全に解消したわけではない。特に医師や看護師と外国人患者との間に言葉の壁が存在するがゆえに，治療先で情報の非対称性から起因する諸問題の可能性が残る。なぜなら，例えば，日本人同士なら，会話を通じて意思疎通

による問題解決が考えられるが，日本人と中国人になると，会話が通訳または通訳アプリを介して行う必要があり，正確に伝わらないと，小さな情報の非対称から大きなずれになってしまう心配があるからである。

　実際，中国人患者に対するアンケート調査では，医療機関とのコミュニケーションに関して，「医療通訳」の利用は45.1％，「友人に通訳してもらう」は31.37％，「通訳アプリ」の利用は5.88％であり，第三者または機械を介したコミュニケーションの比率は８割以上に達していたことが分かる。中には，医療通訳の対応は「とてもよかった59.8％」，「普通27.45％」という回答内容がある。

　一方の日本の医療従事者へのアンケートでは，「医療通訳」の利用は28.1％，「仲介業者派遣通訳」の利用は12.5％，「通訳アプリ」の利用は30.2％であり，第三者または機械を介したコミュニケーションの比率は７割以上に達していた。その現状に対して，外国人患者の受け入れに「異文化による精神的負担」，「言語バリアによる精神的負担」を感じたことは，医療現場スタッフの上位回答になっている。

　つまり，上記の中国人患者の回答内容から，一見すると，中国人患者と日本の医療機関とのコミュニケーションはほとんど問題になっていないように見えるが，一方で日本の医療従事者は外国人患者との異文化コミュニケーションが大きな問題になっているという，両者の認識に大きなずれが生じていることが分かる。この両者のギャップがなぜ生まれたかを検証するために行ったクロス分析では，中国人メディカルツーリズム経験者の「メディカルツーリズムの参加回数」が「医療通訳の対応」の「とてもよかった」と回答したのと無関係という帰無仮説は棄却されない結果が得られた。すなわち，中国人患者が日本の医療サービスを利用するとき，言葉の壁の問題を意識する必要はなかったということである。

　その両者の回答が実態に合っているかを確認するために，さらにその医療通訳以外の回答内容を確認すると，中国人患者は「友人に通訳してもらう」が31.37％，また日本医療従事者は「通訳アプリ」利用が30.2％という回答がある。このことから，回答者の中国人患者の多くはまだ本格的な治療に入っておらず，一般の健診・検診にとどまるケースが多いと推察される。なぜなら，本来，医

療現場での通訳は高度な専門知識と語学力が求められるため，治療目的の患者にとって，友人に通訳してもらったり，通訳アプリを利用したりするというコミュニケーションの手段を利用する可能性が極めて低いと考えられるからである。また，医療通訳の対応は「とてもよかった 59.8％」，「普通 27.45％」という情報を加えて吟味すると，アンケート回答者の多くは，本格的な治療目的の患者というよりも，「健診・検診」などの広義のメディカルツーリズム参加者である可能性が高いと判断される。

その意味から，医療情報の非対称性や言語のバリアという課題は，本格的な治療を目的とする患者にとって，当面存在し続けていくものであると考えられる。しかも上記の結論を裏付ける情報として，医師，中国人患者，医療渡航支援企業経営者へのインタビュー内容からも確認される。つまり，中国人患者と日本医療機関に医療情報の非対称性および言語のバリアという共通の問題点に直面していることである。

今後において，これらの課題に有効に対応していくためには，医療機関では，特に現場担当の看護師などを中心に，異文化コミュニケーション能力を高めるための訓練を通じて，早期国際医療になれることは問題改善の方法の一つであると考えられる。

以上のような各種の検証結果から，「日中国際医療の推進にあたって，中国人患者と日本医療機関に直面する問題点に共通点があり，これらを解決すれば，日本の国際医療はより一層の発展の可能性がある」という，仮説 2 の有効性は実証されたということができるだろう。

仮説 3：「国際医療の推進は，日本の医療を本格的な医療国際化に導く可能性がある」への再検証

アジアにおけるメディカルツーリズムの展開は，各国が有する医療資源をインバウンド観光に活用し，外国人観光客の誘致と外貨獲得という目的から始まった。今日では，タイ，シンガポール，インド，韓国などの国々では，それぞれが自国の得意とする医療サービスを外国人患者に提供することを通じて，海

外からの観光客および患者の誘致に成功している。

　既述のように，メディカルツーリズムは，観光のついでに「健診・検診」といった観光要素が強いと言われる広義のメディカルツーリズムと，観光の要素が全く入っていない狭義のメディカルツーリズムに区分される。このような広義・狭義のメディカルツーリズムは，いずれも外国人がその国を訪れ，観光支出や医療支出などの経済効果が伴うものであり，しかも治療目的という狭義のメディカルツーリズムになると，同伴する家族や見舞客などの滞在消費効果も無視できない。すなわち，メディカルツーリズムの促進は，その国に大きな経済的効果をもたらすことに間違いない。

　日本では，景気低迷の長期化に陥りつつある 2000 年代以降，政府が観光立国政策を打ち出し，そして 2009 年の新成長戦略を機に，メディカルツーリズムを本格化させ，2011 年以降治療目的の医療ビザの発給に至った。これらの一連の戦略を通じて，日本のインバウンド国際医療は他のアジア先発諸国と同じスタートラインに立つことができたといえる。ただし，メディカルツーリズム導入の初期では，政府も民間も準備や経験の不足などにより多くの混乱が起き，見切り発車的にスタートした印象があった。それでも新型コロナウイルスの世界規模の流行前までの 10 年近くの経験蓄積により，メディカルツーリズムの推進によるインバウンド観光の振興および，日本の高度な医療分野を外国人患者に知ってもらうことに一定の成果が得られたと言える。

　実際に日本の医療従事者へのアンケートでは，外国人患者を受け入れる理由に関して，有効回答 99 名のうち，人命救助 (73 名)，増収増益 (46 名)，医療国際化の推進 (43 名) が上位回答である。特に医療現場における「人命救助が第一」の精神，そして，外国人患者から高い医療費の徴収による病院側の増収増益，さらに日本の医療国際化につながるといった回答が印象的である。

　また，コロナウイルスの感染リスクがあるにもかかわらず，外国人患者の受け入れに前向きであり，さらに，今後海外病院との連携による外国人患者の受け入れの促進に 4 割以上の肯定的な回答があった。その理由は，病院の増収増益と日本医療の良さを海外にアピールすることを通じて，日本の医療国際化の

重要性が高まるからと強調された。つまり，医療現場では，日本の医療国際化は，病院側の増収増益と日本の医療の良さを海外にアピールする良い機会と捉えられていると窺い知ることができる。

さらに，日本の医療国際化に関する医師のインタビューでは，現段階は時期尚早の意見があっても，反対しているわけではなく，むしろ近い将来医療国際化の方向性に向かうべきと解釈できる。また医療渡航支援企業経営者が国際医療業務の拡大という視点からも，国による環境整備の下，日本の医療国際化に進むべきと強い期待があった。一方で中国人患者が日本での治療経験を知人・友人に共有したいと意思表明があった。このような患者側の視点から，日本での治療経験の発信を通じて，特定の治療分野における日本が有する高度な医療技術のアピール効果として，日本の医療国際化を中国人患者の側面から支援していく効果が期待される。

このように，上記の日本の国際医療の主要なステークホルダーがいずれも医療の国際化に価値を見出し，推進していくという前向きな姿勢が見られた。これは，日本の医療国際化への推進の大きな原動力になると考えられる。もちろん，日本における医療国際化はすべてが順調に進められているというわけではない。例えば，「外国人患者受入の年数」×「日本における医療国際化の推進」とのクロス分析では，「外国人患者の受入年数」と「日本における医療国際化の推進」とは無関係という帰無仮説が棄却されない。つまり，「外国人患者受入の年数」と「日本における医療国際化の推進」とは無関係で，現段階における医療関係者の医療国際化への希望は強くなっていないという印象を受ける。

しかし，これはあくまでも現時点において未成熟なメディカルツーリズムに対する検証の結果であり，今後日本におけるインバウンド国際医療の促進による地域経済の活性化や，国際医療の促進による多くの価値創出という視点を加えると，日本の医療国際化という課題の重要性をより身近に感じることになるのではないかと推察される。

以上のように，アフターコロナを見据えて，本格的に日本における医療国際化の推進を考える時期が来ているのではないかと筆者は思う。とりわけ，現段

階で推進中のインバウンド国際医療は，がんなどの特定の分野において日本が高度な医療技術を有することを海外への周知効果を通じて，治療ニーズを有する外国人患者が日本の治療技術に大きな関心を寄せる可能性があると考えられる。特に経済成長が著しいアジア諸国において，健康意識の向上から早期検査，早期治療，そして安心して高度な治療ができる環境を求める人が増え続けている。これは，特定の分野に高度な技術を有する日本にとって良いチャンスになると言える。

　もちろん，医療の国際化は，インバウンド国際医療にとどまらず，アウトバウンド国際医療も同時に推進する必要がある。日本は，これまで外国人患者を受け入れていく過程において，海外医療機関との連携による遠隔治療や，共同研究，共同人材育成などが一部すでに始まっており，今後大きな成長が期待される分野でもある。そのため，現在推進中のインバウンド国際医療の成果を国内に有効にアピールしながら，アウトバウンド国際医療に早期対応できる体制が整えば，日本における医療の国際化は，決して不可能ではないと考えらえる。すなわち，「国際医療の推進は，日本の医療を本格的な医療国際化に導く可能性がある」という，仮説 3 の有効性は実証されたということができるだろう。

小　括

　インバウンド国際医療は，一般医療よりも多くのステークホルダーが存在する。外国人患者のほかに，患者の家族，海外の医療機関（医師，看護師，スタッフなど），医療渡航支援企業（コーディネータ，医療通訳など），そして，医療ビザを発給する政府機関も関わっており，患者が治療前，治療中，治療後などの各段階においてそれぞれの関係者が役割を分担し，様々な価値を作り出している。

　特に中国人患者や日本の医療従事者へのアンケート，さらに主要ステークホルダーの医師，患者，医療渡航支援企業関係者へのインタビューを通じて，メディカルツーリズム（国際医療）による新たな価値創出と提供の可能性を再確認することができた。これらの新たな価値は，日本における国際医療の産業化を通じて医療国際化への道を開けるものと確信している。

終　章　医療国際化を目指して

　本書では，歴史的，学術的，実証的という３つの視点に基づき，検証を進めてきた。

　歴史的視点に関しては，特に一部の富裕層を中心に自国で受けられないであろう難病や重病の治療を医療先進国に渡って高度な治療を受けることから始まったメディカルツーリズムは，やがてアジア諸国は自国が得意とする医療分野を観光資源に代えて，新たな形の観光として発展させ，治療を目的とする狭義のメディカルツーリズムから，健診・検診といった広義のメディカルツーリズムまで市場のすそ野を広げさせながら，国際医療を産業として発展させてきた歴史を考察した。

　学術的視点に関しては，メディカルツーリズムはいまだにその定義が確立されないまま，各国で展開し市場規模を拡大させているのが現状である。そのため，メディカルツーリズムに関する先行研究は，事実紹介や問題点の指摘，または外国人観光客の誘致拡大といった現象面にとどまっている内容が散見され，学術面における検証は十分になされていない印象がある。本書では，このような現状を踏まえて，メディカルツーリズムは外国人患者に「国際医療財」を提供するという事実を重視し，従来の国内患者に提供する医療財と外国人患者に提供する「国際医療財」の違いを明らかにするための，医療制度や医療コスト，医療情報の非対称性，さらに国際医療による新たな価値創出と提供などを医療経済学の視点に基づく考察を行いながら，メディカルツーリズムが提供する国際医療財の必要性と合理性を検証した。

　さらに，社会科学研究の原点である実証研究の手法を用いて，各種統計データや先行研究で得られた知見を活用し，かつ日本と中国における国際医療現場

の視点を重視しながら，中国人患者，日本の医療従事者を対象にアンケートを
実施したほか，現場の声をより正確に捉えるための，医師，患者，医療渡航支
援企業の関係者などに対するインタビュー調査を行い，アンケートで確認でき
なかった現場の実態をより正確に反映させていく作業を行った。そして，分析
の精緻化を図るためのクロス分析の手法を導入することにより，本書の検証の
成果の有効性をより高めることができた。

　このように，本書が効果的に推進できたのは，筆者たちの長年日中医療現場
での実務経験および，研究者としての研究の蓄積によるところが大きい。特に
多くの現場分析を中心とする先行研究を学術レベルに引き上げ検証を行うこと
によって，メディカルツーリズムの在り方，特に治療を目的とする狭義のメデ
ィカルツーリズムの必要性と市場の潜在性が大きいという，より客観的な研究
成果を導き出したことは，本研究の独創性とも言える。

1.　本書で明らかにできたもの

　本書は，日中国際医療現場の実践的視点から，①「中国は日本のメディカル
ツーリズム推進の原動力である」，②「日中国際医療の推進にあたって，中国
人患者と日本の医療機関に直面する問題に共通点があり，これらを解決すれば，
日本の国際医療はより一層の発展の可能性がある」，③「国際医療の推進は，
日本の医療を本格的な医療国際化に導く可能性がある」という3つの仮説に対
する検証を通じて，日本における医療国際化への進化の可能性を実証すること
が目的である。これらの検証を行う過程において，下記のメディカルツーリズ
ムの特徴と課題を明らかにすることができた。

　第一に，医療経済学の視点から考察したメディカルツーリズム（インバウン
ド国際医療）は，一般医療よりも医療情報の非対称性が緩和される可能性が高
いことが分かる。これは，医療情報の非対称性で悩む外国人患者が安心して海
外医療サービスを利用する際のインセンティブになるだけでなく，今後におけ
るメディカルツーリズム市場規模の拡大に促進効果として働くことが考えられ
る。

　第二に，メディカルツーリズムは新たな価値創出と提供の可能性がある。特に狭義のメディカルツーリズムである治療目的の海外医療サービスを利用する場合，患者をはじめ，家族，医療従事者（医師，看護師，スタッフ），そして，医療渡航支援企業関係者など，すべてのステークホルダーが新たな価値（恩恵）を受けることが可能である。そして，受け入れ国が外国人訪問者増からもたらされる経済効果や，医療機関が受ける増収増益効果，医療渡航支援企業による新たなビジネスモデルの創出と雇用効果などは，その国の経済発展にも大きな促進力になると考えられる。

　第三に，日本におけるメディカルツーリズムの推進は，インバウンド国際医療を通じて，医療国際化への進化の可能性がある。アジア諸国では，近年の持続的経済成長に伴った国民の健康ニーズの向上により，海外の先進的医療を求める傾向が生まれている。特にがん治療などでの最先端の技術と施設を有する日本に求めてくる可能性が今後さらに高まっていくと考えられる。日本において，景気低迷の長期化に対して打ち出した観光立国の政策は地域経済の活性化につながると見込まれていたが，新型コロナウイルスの感染拡大により，訪日外国人の急減を余儀なくされた。しかし，このような状況下にもかかわらず，治療目的の外国人患者は日本の医療技術を求めて，渡航者が増え続けていった。その背景には，日本の国際医療財の利用を通じて，中国人患者と家族，医療機関と医師，および医療渡航支援企業，そして，日本政府といったすべてのステークホルダーにとってメディカルツーリズムに様々な価値創出があったからである。

2. 「日中国際医療コーディネーションシステム」構築の提案

　今後，国際医療財の提供による価値の最大化は日本における国際医療展開の究極の目的であり，医療国際化の原動力にもなると言える。しかし，メディカルツーリズムによる国際医療の価値最大化を目指すには，国際医療財の輸出（インバウンド国際医療財の提供）を目指す日本と，日本の国際医療財の最大輸入国（日本のインバウンド国際医療財の需要）である中国がともに多くの課題を抱えて

いる。以下では，日中双方の課題を整理したうえで，これらの課題に対応が可能な「日中国際医療コーディネーションシステム」の構築を提案する。

(1)　インバウンド国際医療財を供給する日本側の課題

　既述のように，2009年以降のメディカルツーリズムは，関係省庁や地方自治体，医療現場への浸透が十分にできないままスタートを切ったため，見切り発車感が否めない。これらは，国民皆保険制度や，混合診療解禁，営利企業による国際医療の参入などに関する議論が広がったものと見られる。もちろん，これらの問題提起は，本来，国民への医療サービスの提供には大きな影響を及ぼすものではないと理解される。つまり，治療目的の外国人患者が日本の保険制度を利用することはなく，しかも一部医療技術や医療サービスが提供可能な特定の病院しか外国人患者を受け入れていないのが現状である。そして，外国人患者は渡航前に医療渡航支援企業などを通じて，治療を受ける予定の病院（医師）との間に治療の目的，方法などに関する綿密な打ち合わせが行われ，医療費もすべて自己負担である。これらは混合医療の解禁につながるという発想とも大きな隔たりがあると言わざるを得ない。

　もちろん，今後大量の外国人患者が日本に集中し，日本の医療資源は外国人患者に多く利用され，医療機関も営利目的から優先的に外国人患者に医療サービスを提供するような事態が発生する場合，国は一定の規制を設ける必要があると考えられる。しかし，仮に本当にそうなったとしても，病院は外国人患者から徴収した高額な治療費をもとに，新規設備投資や人員補充などにより対応し，より充実した医療環境の提供を考える必要がある。また，医療現場では，様々な難病，重病の治療を通して，医師が蓄積された経験，知見などを今後国内患者の治療に活かすメリットが大きいと言える。

　一方で医療渡航支援企業の仲介ルールの整備や，医療通訳人材と通訳レベルの確保，医療ビザ手続きの複雑さなどへの対応は重要であろう。現状では，医療渡航と医療通訳は民間企業・機関に任せているが，医療機関との連携による業務内容の規範化に明確にルールがなく，問題が起きたときの公的相談窓口も

整備されていない。その結果，医療現場で問題の発生につながり，健全な国際医療の展開を妨げる要因になる。

　従って，今後，日本における国際医療の本格的な発展を推進していくためには，国をはじめ，医療機関，医療渡航支援企業などの連携を通じて，外国人患者がより安心して日本の国際医療財を利用可能となるシステムのデザインが極めて重要である。

（2）　インバウンド国際医療財の需要者としての中国側の課題

　他方，中国では，2019年に国務院が発表した「健康中国実施行動意見」において，中国における高齢化の進展に伴って，心臓・脳・血管疾患，がん，慢性呼吸器疾患，糖尿病などが増加し続け，これら生活習慣病による死亡者が総死亡者の約9割，コスト負担が総疾病負担の7割以上になっていると報告されていた。つまり，今後の中国社会において，高齢者をはじめ，国民が健康的な社会生活を送ることは何よりも重要な課題になると言える。そのため，国民の生活習慣改善や健康に関する知識の普及などの取り組みが求められる。

　具体的には，健康に関する知識の普及や禁煙（分煙，減煙を含む）の推進など，健康全般を改善する総合的施策，小中学生や妊婦，高齢者などの重点集団への対策，4大生活習慣病と感染症の予防などの特別対策を実施すると，「健康中国実施行動意見」で強調された。

　しかし，これらの予防的目標は，長期的な視点から中国国民の健康的な生活を送るには有効とされるが，「看病難」「看病貴」に対しては，短期的にその有効性が期待できるものではないと言える。つまり，これらを背景に，中国人患者の日々高まる医療需要に対して，特に一部の富裕層が海外の医療サービスを利用することは重要な選択肢の一つになると考えられる。そのため，中国国内では，国民が安心して海外医療サービスを利用するための環境整備，特に客観的かつ正確な海外医療情報の提供，および有効な管理システムの導入を視野に入れる必要があるだろう。

(3)　「日中国際医療コーディネーションシステム」の趣旨

　上記で考察してきたように，今後，日本のメディカルツーリズムの効果的な推進には，日本が得意とする先進的な医療分野の技術をより多くの外国人患者に知ってもらい，利用してもらうことは重要である。なかでも日本のインバウンド国際医療財の最大需要者である中国人患者により安心して日本の医療サービスを利用してもらうことは，何よりも重要なことであると言える。すなわち，インバウンド国際医療財を供給する日本側と，インバウンド国際医療財の需要者である中国側との需給関係の一致を通じて，日本におけるより高度な国際医療財市場を整備していくことが必要不可欠である。そのために，「日中国際医療コーディネーションシステム」の構築は，有効な提案になるのではないかと筆者は考える。

　「日中国際医療コーディネーションシステム」は，日本の国際医療の需要者である中国人患者の立場に立ち，国際医療を提供する医療機関および，その需給関係を調整する医療渡航支援企業などの主要ステークホルダーが共同参加のもと，医療情報の非対称性に起因する中国人患者と日本の医療機関との間の異文化コミュニケーションの壁を最大限に解消できることに重点を置くことをイメージする。

　なお，紙面の関係上，同システムに対する詳細な検証は今後の課題にしたいが，同システムの構築により，国際医療財に対する需要と供給のバランスが取れた日本の国際医療市場を創出し，すべてのステークホルダーに資する日本のインバウンド医療国際を目指していくことは主要目的である。

3.　本格的な医療国際化を日指して

　これまで見てきたように，今後，日本では特に外国人患者が受け入れ可能な医療機関を中心に，受け入れ体制の整備を通じて市場・産業を育てていくことは重要である。なかでもアフターコロナに備えた遠隔診療に注力する必要があろう。特に遠隔診療の拡大は，アウトバウンド国際医療財の提供にもつながり，インバウンドとアウトバウンドの両輪による日本の医療国際化の推進につなげ

ていくことが有効であると言える。

　日中間の遠隔医療事業に関しては，2017年に経済産業省の主導による訪日受診促進プロジェクトと，日中遠隔医療を行うための中国医療 ICT 人材育成拠点構築実証事業の例がある。同事業では，中国の国立病院と日本の私立総合病院との間に遠隔医療ネットワークを構築し，院内に「訪日受診者紹介センター」を開設することで，渡航受診者のスクリーニングを行うほか，先進医療や体への負担が小さい低侵襲医療の診療も行う。同時に医療 ICT 人材の育成も始まっている[1]。

　このような日中遠隔医療の拡大は，日本における外国人患者の主要供給源である中国人患者が来日前から日本の医療事情に一定の理解を有し，安心して日本で治療を受け，帰国後もアフターフォローを受けられることに意味がある。また，日中医療機関の連携により，来日前の支援体制，来日後の安心できる治療環境，帰国後も各種のアフターケアが受けられるような仕組みは，中国人患者が安心して日本の国際医療サービスを利用できる効果があり，特にがんや心臓疾患などに多くの知見を蓄積してきた日本の医療サービスに中国人患者の利用が期待される。

　特に，近年急速な高齢化に直面する中国では，国民の健康を維持することは政府の施策において，重要性を増しつつある。これは，医療分野における新たな開放政策と考えて差し支えない。その際，経営自由度のある民営病院との関係構築は，今後日本の医療改革，そして医療のインバウンドからアウトバウンドへ躍進するチャンスにもなろう。なかでも，心臓・脳・血管疾患，がん，慢性呼吸器疾患，糖尿病などの治療に高度な技術を蓄積している日本の病院にとっては，中国への進出は有望な選択肢の一つになる。その際，中国の民営病院との連携が重要な選択肢になると考えられる。

　既述のように，中国政府は民営病院の発展に力を入れ始めており，新病院の建設は公立病院より民営病院（外資系含む）を優先し，医師の多拠点就業制限の撤廃，非公立病院の診療報酬の自由化などの政策を次々と打ち出してきた。これは，中国の民営病院の存在価値を見直す良い機会と捉えられる。「レベルの

高い医師の確保が困難」,「患者が集まりにくい」,「厳しい経営条件」などは,これまで民営病院が抱えてきた課題であるが,今後,外資の進出を受け,外資との共同経営によるこれらの課題の克服,そして,自由診療が認められる民営病院の優位性を有効に活用することができれば,民営病院と外資による技術と市場の交換を通じて,両者のウィンウィン関係から,新しい時代に合った医療の国際化の姿を作り出すことは決して夢ではない。

今後,日本における,蓄積された国際医療の経験をもとに,すべてのステークホルダーによる有効な連携による健全な国際医療の仕組みの構築は,日本の国際医療を産業化していくための課題だと考えられる。そして,これらを通じて,国際社会に開かれた医療先進国として,本格的な医療国際化を目指す日本の姿を国際社会に見せることは重要であろう。

その中で,日本は良質な医療サービスと高い医療技術をもとに,今後もその優位性の発揮が期待される。特に外国人患者の受け入れに前向きな医療機関を中心に,率先して受け入れの拡大を通じて,市場を育てていくことは重要であろう。自由診療を前提とするメディカルツーリズムは,国の支援を有効に活用しながら,メディカルツーリズムに関わるすべてのステークホルダーによる健全な受け入れ体制が構築できれば,有望なインバウンド市場として成長していくことが期待される。同時に,海外医療機関との連携による遠隔診療の拡大や,来日前の現地での予備診察や治療を通したアウトバウンド国際医療も積極的に進めていくことに注力することが必要不可欠であろう。

注
1)　平成 29 年度医療技術・サービス拠点化促進事業（日中間遠隔医療を行うための中国医療 ICT 人材育成拠点構築実証事業）報告書 https://www.meti.go.jp/policy/mono_info_service/healthcare/iryou/downloadfiles/pdf/29fy_viewsend.pdf（2022 年 11 月 20 日閲覧）を参照

参考文献

【日本語文献】

井伊雅子・五十嵐中・中村良太『新医療経済学』日本評論社，2020 年

大西洋一「多民族・多文化をもつ患者に対する医療ケア」『日本渡航医学会誌』2018 年，12 巻

片山ゆき「中国の公的医療保障制度・公的介護保障制度」『健保連海外医療保障』No.124，2019 年 12 月

河口洋行『医療の経済学（第4版）―経済学の視点で日本の医療政策を考える』日本評論社，2020 年

国土交通省『令和2年版国土交通白書 2020』

島崎謙治『日本の医療　制度と政策』東京大学出版会，2020 年

孫根志華『やさしく学べる国際政治経済』文真堂，2021 年

辻本千春『ヘルス／メディカルツーリズム研究』大阪公立大学共同出版会，2020 年

馮力・孫根志華『国際観光コミュニティの形成―訪日中国人観光客を中心として』学文社，2019 年

ヒラリー著，山口弘光訳「コミュニティの定義」鈴木広編『都市化の社会学（増補版）』誠信書房，1978 年，pp.303-321

マックペイク，B.／クマラナヤケ，L.／ノルマンド，C.著，大日康史／近藤正英訳『国際的視点から学ぶ医療経済学入門』東京大学出版会，2004 年

森田直美「医療通訳の現状と利用方法」『診断と治療』2018 年，106 巻 11 号，pp.83-87

【中国語文献】

智研瞻産業研究院『2023-2029 年中国海外医療中介服務行業市場前瞻与投資戦略規劃分析報告』2022 年

中華医学会『2017 中国悪性腫瘤学科发展報告』2017 年

中国協和医科大学出版社『2017 中国衛生和計画生育統計年鑑』2017 年

中国国家衛生健康委員『2020 我国衛生健康事業発展統計公報』2021 年

中国国務院『国務院関於集成城郷居民基本医療保険制度的意見』2020 年

中共中央国務院『"健康中国 2030"規划綱要』2016 年 10 月 25 日

国家衛生健康委員会『中国衛生健康統計年鑑』各年版

中国国家統計局『中国統計年鑑』各年版

国家癌症中心編『中国腫瘤登記工作指導手册』人民衛生出版社，2016 年

【日本語 Web 文献】

厚生労働省『「外国人患者を受け入れる医療機関の情報を取りまとめたリスト」につ

いて』(https://www.mhlw.go.jp/stf/newpage_05774.html) 2022 年 8 月 16 日閲覧

国土交通省観光庁「外国人患者を受け入れる医療機関リストについて多言語化を行い，ウェブサイトを更新しました」(https://www.mlit.go.jp/kankocho/topics08_000190.html) 2022 年 9 月 15 日閲覧

厚生労働省「国民皆保険の崩壊につながりかねない最近の諸問題について─混合診療の全面解禁と医療ツーリズム」(https://www.mhlw.go.jp/stf/shingi/2r9852000000u8kz-att/2r9852000000u8sh.pdf) 2022 年 9 月 16 日閲覧

厚生労働省「外国人患者受入体制に関する厚生労働省の取組」(https://www.mhlw.go.jp/content/10800000/000399662.pdf) 2022 年 9 月 16 日閲覧

外務省「ビザ発給統計」(https://www.e-stat.go.jp/stat-search/files?page=1&toukei=00300500&result_page=1) 2022 年 8 月 20 日閲覧

厚生労働省「第 7 回訪日外国人旅行者等に対する医療の提供に関する検討会（持ち回り開催）資料」(https://www.mhlw.go.jp/stf/newpage_09838.html) 2022 年 8 月 16 日閲覧

経済産業省「外国人患者の医療渡航促進に向けた現状の取組と課題について」(https://www.meti.go.jp/committee/kenkyukai/shoujo/iryou_coordinate/pdf/001_04_00.pdf) 2022 年 9 月 16 日閲覧

日本産婦人科医会「メディカルツーリズムについて」(https://www.jaog.or.jp/note/3) 2022 年 8 月 20 日閲覧

経済産業省「国内医療機関における外国人患者の受入実態調査」(https://www.meti.go.jp/policy/mono_info_service/healthcare/iryou/inbound/activity/survey_report.html) 2022 年 9 月 3 日閲覧

厚生労働省「医療の国際展開」(https://www.mhlw.go.jp/stf/seisakunitsuite/bunya/kenkou_iryou/iryou/kokusai/index.html) 2022 年 9 月 15 日閲覧

Report Ocean「医療観光市場は，2027 年まで 12.8% の CAGR で目覚ましい成長が見込まれています」(https://prtimes.jp/main/html/rd/p/000000540.000067400.html) 2022 年 10 月 1 日閲覧

Mordor Intelligence「医療観光市場─成長，傾向，COVID-19 の影響，および予測（2022 年-2027 年）」(https://www.mordorintelligence.com/ja/industry-reports/medical-tourism-market) 2022 年 10 月 1 日閲覧

DJB 産業調査部植村佳代「進む医療の国際化〜医療ツーリズムの動向〜」(https://www.fir.co.jp/fs_bk/201010/28-31.pdf) 2022 年 10 月 1 日閲覧

経済産業省「医療国際展開カントリーレポート　新興国等のヘルスケア市場環境に関する基本情報タイ編」2021 年 3 月 (https://www.meti.go.jp/policy/mono_info_service/healthcare/iryou/downloadfiles/pdf/countryreport_Thailand.pdf) 2022 年 10 月 1 日閲覧

国土交通省観光庁【『「楽しい国日本」の実現に向けて』提言の公表〜訪日滞在を「楽しい体験」「価値ある消費」につなげるために〜】2018 年 3 月 30 日 (https://www.mlit.go.jp/kankocho/news05_000256.html) 2022 年 10 月 1 日閲覧

特定非営利活動法人国際医療支援機構公式ページ（http://isc-medical.org/medical-tourism/）2022 年 10 月 10 日閲覧

厚生労働省「日本の医療保険制度について」（https://www.mhlw.go.jp/content/12400000/000377686.pdf）2022 年 8 月 16 日閲覧

亀田総合病院公式サイト（http://www.kameda.com/ja/general/index.html）2022 年 9 月 15 日閲覧

がん研有明病院公式サイト（https://www.jfcr.or.jp/hospital/）2022 年 9 月 15 日閲覧

東京大学医学部附属病院公式サイト（https://www.h.u-tokyo.ac.jp/）2022 年 9 月 15 日閲覧

国土交通省観光庁「医療観光・医療の国際化に関する関係省庁連携について」2010 年 3 月 30 日（https://www.mlit.go.jp/common/000116086.pdf）2022 年 9 月 15 日閲覧

日本政策投資銀行「進む医療の国際化〜医療ツーリズムの動向」今月のトピックス No.147-1（2010 年 5 月 26 日）（https://www.dbj.jp/topics/report/2010/files/0000004549_file2.pdf）2022 年 9 月 15 日閲覧

人民網「中国の医師の数が 408 万 6 千人に　世界最大の医療衛生サービス体系を下支え」（http://j.people.com.cn/n3/2021/0825/c94475-9887937.html）2022 年 7 月 1 日閲覧

平成 29 年度医療技術・サービス拠点化促進事業（日中間遠隔医療を行うための中国医療 ICT 人材育成拠点構築実証事業）報告書（https://www.meti.go.jp/policy/mono_info_service/healthcare/iryou/downloadfiles/pdf/29fy_viewsend.pdf）2022 年 10 月 10 日閲覧

聯合ニュース「『訪韓外国人患者』が年 37 万人に　誘致から 10 年で 220 万人超」2019 年 4 月 17 日（https://jp.yna.co.kr/view/AJP20190417001700882）2022 年 10 月 10 日閲覧

聯合ニュース「外国人患者数　昨年は前年比 24.6 ％増＝韓国」2022 年 6 月 26 日（https://jp.yna.co.kr/view/AJP20220626000800882）2022 年 10 月 10 日閲覧

グローバルノート ―国際統計・国別統計専門サイト「中国の医療・健康 統計データ」（https://www.globalnote.jp/post-2440.html?cat_no=126）2022 年 11 月 10 日閲覧

NCB Library「中国 49 ％が中流階級以上」2020 年 1 月 2 日（https://www.ncblibrary.com/posts/8797）2022 年 12 月 10 日閲覧

国立がん研究センター「全がん協加盟がん専門診療施設の 5 年生存率，10 年生存率データ更新　グラフデータベース KapWeb 更新」（https://www.ncc.go.jp/jp/information/pr_release/2021/1110/index.html）2022 年 10 月 10 日閲覧

【中国語 Web 文献】

中国産業信息網「2012-2018 年中国海外医療患者数量規模，中介服務市場規模，投資規模分析」（https://www.chyxx.com/industry/201911/806512.html）2022 年 7 月 22 日閲覧

中国政府網「2020 年我国衛生健康事業発展統計公報」（http://www.nhc.gov.cn/

guihuaxxs/s10743/202107/af8a9c98453c4d9593e07895ae0493c8.shtml）2022 年 7 月
22 日閲覧

中国産業信息網「1950-2018 年医学専業卒業人数統計表」（https://www.chyxx.com/
shuju/202006/876410.html）2022 年 7 月 22 日閲覧

中華人民共和国中央人民政府「从"零"基礎到世界最大医療保障网——我国基本医保
改革発展総述」（http://www.gov.cn/xinwen/2021-06/29/content_5621496.htm）2022
年 7 月 22 日閲覧

中国国家医療保障局「2020 年医療保障事業発展統計快報」（http://www.nhsa.gov.cn/
art/2021/3/8/art_7_4590.html）2022 年 7 月 22 日閲覧

中国国務院「国務院関於実施健康中国行動的意見」2019 年 7 月 15 日（http://www.
gov.cn/zhengce/content/2019-07/15/content_5409492.htm）2022 年 7 月 22 日閲覧

観研報告網「2022 年中国海外医療業界分析報告―業界全景調査と投資戦略企画」
（https://m.sohu.com/a/516302575_730526）2022 年 10 月 10 日閲覧

麦肯錫「2018 年中国出境游市场深度観察」（https://zhuanlan.zhihu.com/p/45627890）
2022 年 10 月 10 日閲覧

麦肯錫「2020 年中国消費者報告」2020 年 2 月 5 日（https://tech.sina.cn/2020-02-05/
detail-iimxyqvz0343921.d.html）2022 年 10 月 10 日閲覧

【英語 Web 文献】
Homi Kharas. (2017) THE UNPRECEDENTED EXPANSION OF THE GLOBAL
MIDDLE CLASS AN UPDATE. GLOBAL ECONOMY & DEVELOPMENT
WORKING PAPER 100. （https://www.brookings.edu/wp-content/uploads/2017/
02/global_20170228_global-middle-class.pdf）2022 年 10 月 1 日閲覧

International Diabetes Federation, IDF DIABETES ATLAS―Ninth edition 2019
（https://diabetesatlas.org/upload/resources/material/20200302_133351_
IDFATLAS9e-final-web.pdf）2022 年 12 月 10 日閲覧

Joint Commission International 公式ページ　（https://www.jointcommissipontinterna-
tional.org/about-jci/jci-accredited-organizations/?c=Japan#first=20&f:_Facet_
Country=）2022 年 9 月 22 日閲覧

付　録

アンケート調査票①（中国人患者対象の日本メディカルツーリズム体験に関する調査）

項目番号	項目内容	回答形式	説明
1	性別	選択入力	・男性 ・女性
2	年齢	選択入力	・20代　・30代 ・40代　・50代 ・60代　・70代 ・80代とそれ以上
3	出身地域	選択入力	・沿岸部地区 ・内陸部地区
4	年収	選択入力	・10万元以下 ・11万元〜50万元 ・51万元〜100万元 ・101万元〜500万元 ・501万元以上
5	訪問目的	選択入力	・健康診断 ・治療 ・整形外科・美容外科 ・セカンドオピニオン ・その他
6	訪日回数	選択入力	・1〜3回 ・4〜6回 ・7〜10回 ・11回以上
7	日本メディカルツーリズムを知ったきっかけ	選択入力	・友人から ・仲介業者から ・SNSの情報から ・日本病院国際部のホームページから ・日本病院国際部の広告から ・訪日の間に情報を手に入れた ・その他
8	訪日メディカルツーリズムの回数	選択入力	・1〜3回 ・4〜6回 ・7〜10回 ・11回以上

202

9	メディカルツーリズムに参加した時期	選択入力	・2010 年～ 2013 年頃 ・2014 年～ 2017 年頃 ・2018 年～ 2021 年頃 ・2021 年以降
10	毎回のメディカルツーリズムの期間	選択入力	・1 ヶ月未満 ・1 ヶ月～ 3 ヶ月 ・4 ヶ月～半年 ・半年～ 1 年 ・1 年～ 3 年 ・3 年以上
11	同伴者の有無	選択入力	・いる　・いない
12	同伴者がいる場合，その人数		・1 人 ・2 人 ・3 人 ・4 人以上
13	宿泊先	選択入力	・民間宿泊施設 ・友人の家 ・仲介会社が用意した場所 ・病院が用意した場所 ・その他
14	メディカルツーリズムの利用方法の入手先	選択入力	・友人から ・仲介業者 ・SNS の情報から ・日本病院国際部のホームページから ・日本病院国際部の広告から ・訪日の間に情報を手に入れた ・そのほか
15	ビザの手続き	選択入力	・とても便利だった ・普通 ・どちらかといえば便利でなかった ・便利ではなかった ・どちらともいえない
16	訪日 1 回につきの経費	選択入力	・50 万円以下 ・51 万円～ 100 万円 ・101 万円～ 500 万円 ・501 万円～ 1,000 万円 ・1,000 万円以上
17	医療サービスの利用 1 回につきかかった費用	選択入力	・50 万円以下 ・51 万円～ 100 万円 ・101 万円～ 500 万円 ・501 万円～ 1,000 万円 ・1,000 万円以上

18	総じて日本でのメディカルツーリズムの費用	選択入力	・妥当だった ・どちらかといえば妥当だった ・どちらかといえば妥当でなかった ・妥当ではなかった ・どちらともいえない
19	来日前，中国で治療を受けた期間	選択入力	・1年未満 ・1年〜3年 ・3年以上
20	日本で治療を受けた期間	選択入力	・1年未満 ・1年〜3年未満 ・3年以上
21	日本で治療を受けた時の受付サービスについて	選択入力	・スムーズで良かった ・どちらかといえば良かった ・どちらかといえば良くなかった ・よくなかった ・どちらともいえない
22	日本で治療を受けた時，医療渡航支援企業の対応について	選択入力	・スムーズでよかった ・どちらかといえばよかった ・どちらかといえばよくなかった ・よくなかった ・どちらともいえない
23	日本で治療を受ける時の看護師の対応について	選択入力	・満足度が高い ・どちらかといえば満足度が高い ・どちらかといえば満足度が低い ・満足度が低い ・どちらともいえない
24	日本で治療を受ける時の医師の対応について	選択入力	・満足度が高い ・どちらかといえば満足度が高い ・どちらかといえば満足度が低い ・満足度が低い ・どちらともいえない
25	日本で治療を受ける時のコミュニケーション方法について	選択入力	・医療通訳を利用した ・友人に頼んで通訳してもらった ・電話通訳を利用した ・通訳アプリを利用した ・日本語を多少できるから利用しなかった ・その他
26	医療通訳の対応について	選択入力	・満足度が高い ・どちらかといえば満足度が高い ・どちらかといえば満足度が低い ・満足度が低い ・どちらともいえない

27	入院経験について	選択入力	・あり　・なし
28	入院経験がある場合，感想は	選択入力	・満足度が高い ・どちらかといえば満足度が高い ・どちらかといえば満足度が低い ・満足度が低い ・どちらともいえない
29	処方経験について	選択入力	・あり　・なし
30	処方経験があった場合，その対応は	選択入力	・満足度が高い ・どちらかといえば満足度が高い ・どちらかといえば満足度が低い ・満足度が低い ・どちらともいえない
31	帰国後の遠隔受診や処方について	選択入力	・はい　・いいえ
32	自国の診断結果と日本医師の診断結果は一致しなかった	選択入力	・あり　・なし
33	自国の診断結果と日本医師の診断結果は一致しなかった場合の対応	選択入力	・本国の診断 ・日本医師の診断
34	総じて日本での診断と治療について	選択入力	・満足度が高い ・どちらかといえば満足度が高い ・どちらかといえば満足度が低い ・満足度が低い ・どちらともいえない
35	今まで日本以外の国でメディカルツーリズムの経験	選択入力	・あり　・なし
36	ある場合，どの地域	選択入力	・アメリカ＆北米 ・ヨーロッパ ・中東 ・アジア ・南米 ・その他
37	今後，必要がある場合，日本で健康診断や治療を受ける	選択入力	はい いいえ

38	新型コロナウイルスがまだ完全に終息していない中，日本で治療を受ける	選択入力	・今後は新型コロナ感染症の流行はある程度終息すると思っているから ・日本でしか治療を受けることができないから ・治療を受けたい（受けてきた）施設があるから ・新型コロナの流行により普段は混雑している宿泊施設・国際医療施設等が空いているから ・新型コロナの流行により普段より旅の代金が安いから ・特に理由はない ・その他
39	新型コロナ終息後，引き続き日本のメディカルツーリズムに参加したい	選択入力	・思う ・どちらかといえば思う ・どちらかといえば思わない ・思わない ・まだわからない
40	新型コロナ終息後の訪日メディカルツーリズムに期待すること	選択入力	・衛生面における配慮，清潔さ，消毒などのウイルス対策全般の継続 ・リーズナブルな日本食レストランの充実 ・リーズナブルな宿泊施設の拡充 ・国際医療施設の拡充 ・観光地やレストラン，宿泊施設，医療施設などでの英語・多言語による案内，表示のブラッシュアップ ・低価格 ・混雑を回避するための事前予約や入場制限などの措置 ・通信環境の改善（インターネット，Wi-Fi 等） ・新型コロナに関する英語・多言語での情報公開 ・その他

アンケート調査票②（日本医療従事者対象の外国人患者受入の実態に関するアンケート調査）

項目番号	項目内容	回答形式	説明
1	あなたの所属を教えてください。	選択入力	・医師 ・看護師 ・医療連携室 ・医事課 ・国際部 ・その他
2	外国人患者受入れの経験がありますか。	選択入力	・あり ・なし
3	外国人患者受入経験がない場合は，その理由を教えてください。	（例：外国語の対応ができない等，ご自由にお書きください。）	
4	外国人患者受入実績の年数を教えてください。	選択入力	・1年未満 ・1～3年未満 ・3～5年未満 ・5年以上
5	外国人患者に提供する診療内容を教えてください。	選択入力	・健診・検診 ・治療 ・形成外科・美容外科 ・セカンドオピニオン ・その他
6	貴病院における外国人患者受入を促進するためのプロモーション方法を教えてください。	選択入力	・海外に国際部を設置して，対応している ・海外の病院と連携して，当地の病院より宣伝活動をしている ・仲介業者に委託している ・SNSによる広告，宣伝をしている ・口コミによる宣伝，患者同士の紹介 ・その他
7	上記の質問の回答以外に貴病院の独自な取り組みがあれば教えてください。	ご自由にお書きください。	
8	どこの国からの患者が一番多いですか。	ご自由にお書きください。	
9	新型コロナウイルス感染症流行前，外国人患者の受入人数（年間）を教えてください。	選択入力	・10人未満 ・10～100人未満 ・100～500人未満 ・500人以上

10	外国人患者の受入時の主なルートを教えてください。	選択入力	・ホームページからのお問い合わせ／予約 ・海外と連携している病院からの紹介 ・日本国内の病院からの紹介 ・仲介会社からの紹介 ・その他
11	今後も継続して外国人患者を受入れますか。継続の場合，具体的な施策があれば，教えてください。	ご自由にお書きください。	
12	外国人患者において，貴病院で治療を受けたい病気の中に一番多い病気は何でしょうか。がん治療と答える場合，患者が貴病院を選んだ理由を教えてください。	ご自由にお書きください。	
13	外国人患者1人あたりの健診費はどのくらいでしょうか。	選択入力	・50万円以下 ・51万円〜100万円 ・101万円〜500万円 ・501万円〜1,000万円 ・1,000万円以上
14	外国人患者1人あたりの治療費はどのぐらいでしょうか。平均費用で構いません。	選択入力	・50万円以下 ・51万円〜100万円 ・101万円〜500万円 ・501万円〜1,000万円未満 ・1,000万円以上
15	貴病院における外国人患者の受入体制を教えてください。	例：1人の外国人患者に何人の医師，看護師，事務職員を配置していますか。	
16	多言語への対応方法を教えてください。	選択入力	・院内で専任の医療通訳を配置している。 ・電話通訳を利用している。 ・通訳アプリを利用している。 ・仲介業者より通訳を派遣してもらう。 ・その他

17	医療通訳に対して，貴病院が最も重視しているポイントを選んでください（複数可，3つまで）	選択入力	・医療専門知識 ・日本語レベル ・医療通訳としての実務年数 ・在日年数 ・資格の有無
18	外国人患者の受入にあたって，最も懸念されていることを教えてください（複数選択可，3つまで）。「その他」を選んだ場合，具体的なことをお書きください。	選択入力	・職員への負担（労働時間が長くなる等） ・異文化による精神的な負担 ・言語バリアによる精神的な負担 ・未収金のリスク
19	外国人患者を受入れる理由は何でしょうか。「その他」を選んだ場合，具体的な理由をお書きください。（複数選択可，3つまで）	選択入力	・人命救助 ・臨床研究 ・医療国際化の推進 ・増収増益 ・特に理由はない
20	貴病院では外国人患者受入れる前と受入れた後，どのような意見，議論がありましたか。	ご自由にお書きください。	
21	外国人患者の受入についてどう思いますか。	選択入力	・どちらかといえば良かったと思う ・どちらかといえば良くなかったと思う ・良くなかったと思う ・どちらともいえない ・受入れて良かったと思う
22	外国人患者を受入れて良かった理由と一番問題になったことは何でしょうか。よろしければ詳しくお書きください。	ご自由にお書きください。	
23	日本における医療国際化の推進についてどう思いますか。	選択入力	・推進すべき ・推進しても良い ・どちらともいえない ・まだ推進すべきではない ・推進しない方が良い
24	新型コロナ感染拡大で，外国人患者の受入に影響がありますか。	選択入力	・あり ・なし

25	新型コロナウイルス感染拡大の中，外国人患者受入の意向を教えてください。	選択入力	・受入れたい ・多分，受入れる ・多分，受入れない ・受入れない ・どちらともいえない
26	新型コロナ感染拡大終息後，外国人患者受入の意向を教えてください。	選択入力	・受入れたい ・多分，受入れる ・多分，受入れない ・受入れない ・どちらともいえない
27	外国人患者に理解してほしいことと準備してほしいことを教えてください。	選択入力	
28	今後，海外の病院との連携等を行いますか。	選択入力	・海外の病院と連携したい ・現在は海外との連携を考えていない ・どちらともいえない

索　引

〈著者プロフィール〉

劉 旭傑（LIU XUJIE）

1979年　中国山東省生まれ。専修大学卒業
2008年　優医会株式会社創業代表取締役社長，現在に至る
2013年　東京アサヒグローバル株式会社代表取締役社長，現在に至る
2019年　旭国際物流倉庫株式会社代表取締役社長，現在に至る
2020年　旭不動産開発株式会社代表取締役社長，現在に至る
2023年　城西国際大学大学院経営情報学研究科学位取得（経営学博士）
専攻：国際医療，国際物流，不動産開発など

孫根 志華（SONE SHIKA）

1962年中国上海市生まれ。復旦大学卒業
旅行社を経て，1996年明治大学大学院政治経済学研究科修了（経済学博士）
現在，城西国際大学大学院教授
専攻：中国マクロ経済政策，アジア経済，デジタルエコノミー

日本におけるメディカルツーリズムから医療国際化への進化

2023年4月28日　第1版第1刷発行

著　者　劉　　旭傑
　　　　孫根　志華

発行者　田中　千津子

発行所　株式会社 学 文 社

〒153-0064　東京都目黒区下目黒3-6-1
電話　03（3715）1501 代
FAX　03（3715）2012
https://www.gakubunsha.com

ISBN 978-4-7620-3241-7